Herzog

Hausmittel für Ihr Kind

Ulrike Herzog

Hausmittel für Ihr Kind

- Schnell und einfach helfen mit der Apotheke aus dem Küchenschrank

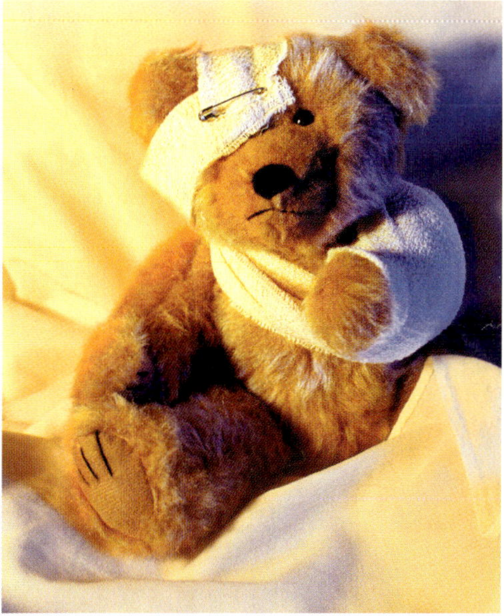

Haug

Inhalt

Editorial

Rotkreuzschwestern sind »Profis« in der pflegerischen und therapeutischen Versorgung der ihnen anvertrauten Patienten, Senioren und Kinder – und sie haben immer ausgefallene Ideen. Dies ist mir zuerst eingefallen, als Ulrike Herzog, langjährige Essener Rotkreuzschwester, mir ihr Manuskript zum geplanten Elternkurs »Die Kindernotfallapotheke aus dem Küchenschrank« im März 2004 auf den Tisch legte, »damit die Eltern nach dem Kurs das Wissen auch gebündelt mit nach Hause nehmen können«, war ihr Ansatz.

Keine Selbstdarstellung, keine »Gewinnfragen«, sondern ein reines Dienstleistungsangebot, etwas für jeden, aus der »Praxis der Profis« für die »Praxis zu Hause«.

Beim Lesen fiel mir auf, dass ich die einfachsten Dinge um die heilenden Kräfte der Kräuter nicht wusste und dass man mit alten bekannten Regeln (z. B. »Eiskrawatte beim Nasenbluten«) viel mehr Schaden bei Kindern anrichtet als Besserung.

Das vorliegende Buch beschreibt keine wissenschaftlichen Studien. Es beruht auf langjährigem Erfahrungswissen, das in der Praxis an einer Universitätsklinik bei Neugeborenen, Säuglingen und Kleinkindern erfolgreich erprobt wurde.

Die Anwendung von Kräutern und Teeaufgüssen, von Wickeln und Auflagen stellt dabei die Schulmedizin und das rechtzeitige Aufsuchen des Arztes nicht in Frage – im Gegenteil: Die Autorin weist ausdrücklich darauf hin.

In einer Zeit, in der viele Menschen und junge Familien sich die »nichtverschreibungspflichtigen, homöopathischen Arzneimittel« aus der Apotheke nicht immer leisten können, ist es wichtig, die Kräuter am Wegesrand wieder kennen zu lernen und es unseren Großmüttern erfolgreich nachzumachen.

Beim Lesen werden Sie feststellen, dass diese »Notfallapotheke aus dem Küchenschrank« nicht nur für Kinder gut ist. Lassen Sie sich entsprechend inspirieren!

Claudia Artz

Vorsitzende der
DRK-Schwesternschaft
Essen e. V.

Vorwort

Das höchste Prinzip der Medizin ist die Liebe.
Paracelsus

Liebe Mütter, liebe Väter,

wie viel Freude machen uns unsere Kinder. Wie viele Sorgen machen wir uns, wenn sie krank sind. Und es mag uns erscheinen, dass sie immer nur am Wochenende krank werden, wenn kein Arzt mehr in der Praxis ist, die Apotheken geschlossen haben – und dann auch noch das letzte Fieberzäpfchen aufgebraucht ist.

Doch für jedes Weh gibt es das richtige Kraut. Wir haben es möglicherweise als Gewürz im Küchenschrank, ohne dass wir seine heilende Wirkung kennen. Doch das Wissen um die heilenden Kräfte der Naturheilmittel ersetzt nicht den Besuch beim Arzt, auch ersetzt es nicht die Schulmedizin. Es ist eine begleitende Maßnahme von vielen Wegen, die zur Gesundheit führen. Und wie alle Medikamente, so können auch die Naturheilmittel, falsch angewandt, schädlich sein. Was dem Baby hilft, kann der schwangeren oder stillenden Mutter schaden. Darum beachten Sie bitte die Hinweise und Warnungen.

Die Rezepte in diesem Buch wurden von mir erfolgreich – auch im Klinikalltag – angewandt. Das wichtigste Heilmittel ist in diesem Buch jedoch nicht aufgeführt, weil es selbstverständlich ist: die menschliche Zuwendung! Jede Krankheit können wir besser ertragen, wenn wir uns sicher und geborgen fühlen. Ich habe meinen Kindern, wenn sie krank waren, ein Krankenlager im Wohnzimmer gemacht. So waren sie unter meiner Beobachtung, und sie fühlten sich in ihrem Kinderzimmer nicht allein gelassen, konnten ihre großen und kleinen Wünsche sofort an mich richten. Muss ich erwähnen, dass sie das redlich ausgenutzt haben?

Wie viel Freude machen uns unsere Kinder. Wie viele Sorgen machen wir uns, wenn sie krank sind. Doch nur Mut: Für jedes Weh gibt es das richtige Kraut, und viele Wege führen zur Gesundheit.

Ihre
Ulrike Herzog

Dank

Ideen, Visionen können wir nicht allein verwirklichen. Wir brauchen Menschen an unserer Seite, die Mut machen, helfen, wenn es scheinbar nicht weitergeht, Menschen, die uns den Rücken stärken. Mein herzlicher Dank gilt daher allen, die mir beim Entstehen dieses Buches geholfen haben, insbesondere der DRK-Schwesternschaft Essen e. V. als Herausgeberin, der Oberin Frau Claudia Artz und der Apothekerin Frau Martina Geisheimer, die mir mit Rat und Tat zu Seite gestanden haben, sowie Frau Margaretha Bednarek, die klaglos allen Fehlerteufeln auf der Spur war. Ich danke aber auch meinem Sohn Armin Herzog und meiner geschenkten Tochter Linda Gördemann, die mir den Rücken frei gehalten haben, und natürlich meinem Mann Rolf Krämer, der viele Bilder zu diesem Buch gemacht hat und der mir half, wenn der PC nicht wollte wie ich. Mein Dank gilt auch dem Haug Verlag, im Besonderen Frau Dr. Elvira Weißmann-Orzlowski und Frau Sabine Seifert.

Wichtiges vorweg

Telefonnummern der Gift-Notrufzentralen

Berlin	030 / 19 240	Homburg/Saar	06841 / 19 240
Bonn	0228 / 28 73 211	Mainz	06131 / 19 240
Erfurt	0361 / 73 07 30	München	089 / 19 240
Freiburg	0761 / 19 240	Nürnberg	0911 / 39 82 451
Göttingen	0551 / 19 240		

Das darf in der Hausapotheke nicht fehlen

Wärmflasche oder Kirschkernkissen, Erbsenkissen zum Kühlen, Fieberthermometer, Badethermometer, Rotlichtlampe, Tücher für Wickel und Auflagen, Verbände, Pflaster, eine Tasse mit Deckel für Tees

Kräuter und Tinkturen

Calendulaöl, Eichenrinde, Eukalyptusöl, Farn, Johanniskrautöl, Kamille, Lindenblüten, Myrrhetinktur, Schafgarbe, Süßholz, Teebaumöl

Aus dem Küchenschrank

Anis, Butter, Fenchel, Holundersaft, Honig, Ingwer, Kamille, Kartoffeln, Knoblauch, Kümmel, Milchzucker, Olivenöl, Pfefferminz, Quark, Salbei, Thymian, Zitrone, Zwiebel

Abmessungen der Arzneien

Flüssigkeiten:

1 ml	=	20 Tropfen
5 ml	=	1 Teelöffel
20 ml	=	1 Esslöffel
150 ml	=	1 Tasse oder Weinglas

Kräuter:

1 Teelöffel	=	0,6 g
1 Esslöffel	=	1,5 g
1 gehäufter Esslöffel	=	3,0 g

Alle Angaben sind Circa-Maße, da es unterschiedlich große Löffel, Gläser und Tassen gibt.

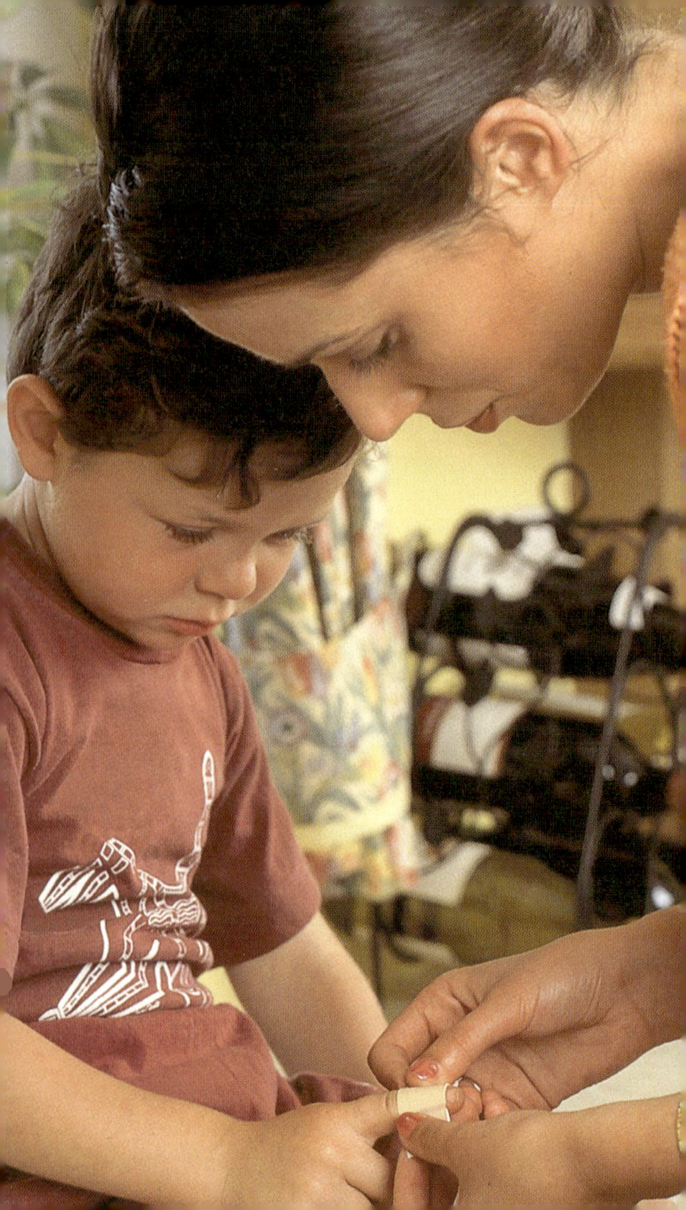

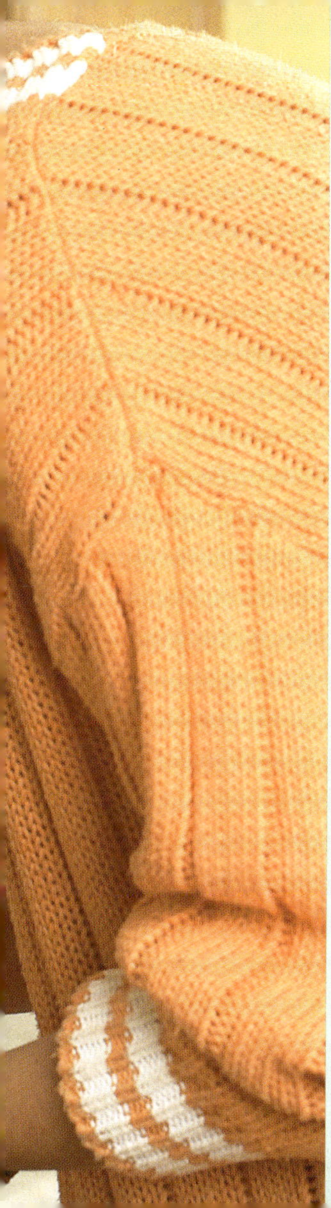

Erkrankungen von A–Z

Kleine »Notfälle«, Erkältungen oder auch Bauchschmerzen – für jedes Weh gibt es das richtige Kraut, das Sie womöglich bereits im Küchenschrank haben. Mit einfachen Mitteln lassen sich so kleinere und größere Unpässlichkeiten bei Kindern schnell und unkompliziert behandeln.

A

Abszesse und Furunkel

Erkennen	Abszesse: Hitze, Schmerz, Rötung und Schwellung, eitrig-blutige Sekretabsonderung, lokal begrenzt Furunkel: Schmerz, rötliche bis bläuliche Verfärbung, Schwellung, Knoten bis hin zu Beulenbildung, eitrig-blutige Sekretabsonderung, lokal begrenzt
Problem	Schmerzen, fortschreitende Infektion
Ursache	Eitrige Entzündung, meist durch Staphylokokken und Streptokokken verursacht, bei häufigem Auftreten von Abszessen und Furunkeln kann auch ein Diabetes oder eine Stoffwechselerkrankung die Ursache sein
Ziel	Reinigung, Desinfizierung, Schmerzlinderung, Entzündungshemmung

Hausmittel

Kohlwickel: Die frischen äußeren Blätter eines Wirsing- oder Weißkohls gut waschen; vom Mittelstrunk und vorstehenden Blattrippen befreien und mit einer Teigrolle weich walzen.

Hinweis: Die Teigrolle sollte nicht aus Holz sein!

A

Fächerartig auf die betroffene Hautstelle legen. Mit einer Binde oder einem Tuch fixieren. Die Kohlblätter sollen nicht über die Wundränder hinausragen.

Dieser Wickel kann insgesamt für 12 Stunden verbleiben, sollte dabei jedoch zweimal täglich erneuert werden, bei akuten Prozessen auch häufiger. Danach die Haut reinigen und mit Öl pflegen.

Es kann zunächst zu einer Zunahme der Schmerzen kommen. Auch riechen die Blätter sehr stark, und es bildet sich eine cremig-weißliche Flüssigkeit, die man fälschlich als Eiter ansieht.

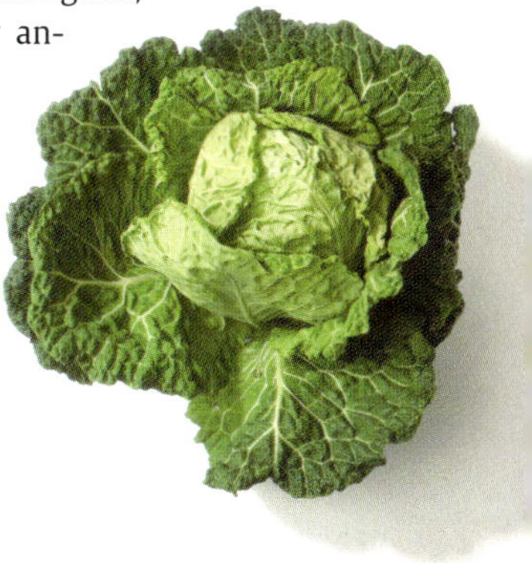

A

Akne, Neugeborenendermatitis

Erkennen	Eitrige Pickel über den ganzen Körper verteilt, können aber auch nur einzeln auftreten
Problem	Die Pickel sehen nicht gut aus, aber die Kinder stört das meistens nicht
Ursache	Die Babys haben im Blut noch die Schwangerschaftshormone der Mutter, die sich nur langsam abbauen
Ziel	Austrocknung der Pickel

Hausmittel

Kartoffelmehl: Tragen Sie etwas Kartoffelmehl dünn auf die Pickel auf, sie trocknen dann aus.

Ackerstiefmütterchentee: 2 TL Ackerstiefmütterchen mit einem viertel Liter kochendem Wasser übergießen, 10 Minuten ziehen lassen und abseihen. Die Pickel immer wieder mit dem Tee betupfen.

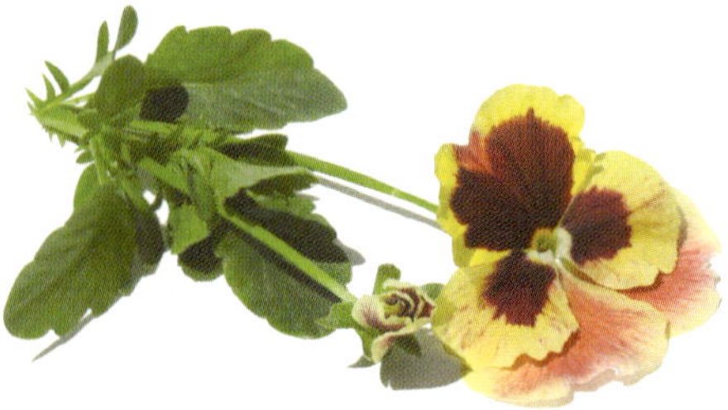

Angst, Alpträume

Erkennen Babys schreien im Schlaf auf, ohne wach zu werden. Anders bei Kindern ab dem Kindergartenalter: Sie wachen schreiend auf und sind möglicherweise noch nicht ansprechbar. Das Unterbewusstsein ist noch an der Oberfläche und muss erst vom Bewusstsein abgelöst werden – mit anderen Worten: Sie befinden sich noch in ihrem Alptraum.

Ursache Babys verarbeiten die Geburt, die Tage und Ereignisse danach. Bei älteren Kindern hat die Angst bzw. haben die Alpträume konkrete Ursachen. Finden Sie heraus, wo sie liegen.

Ziel Lösen des Problems, Beruhigung

Hausmittel

Wecken Sie Ihr Baby nicht auf. Legen Sie nur Ihre Hand auf das Köpfchen, das beruhigt.

Kaltes Wasser: Dem älteren Kind müssen wir erst ins Bewusstsein helfen. Nehmen Sie es in den Arm und halten es fest, dann geben Sie ihm kaltes Wasser zu trinken. Das liest sich leichter, als es ist, denn in ihrer Panik wollen die Kinder oft fliehen.

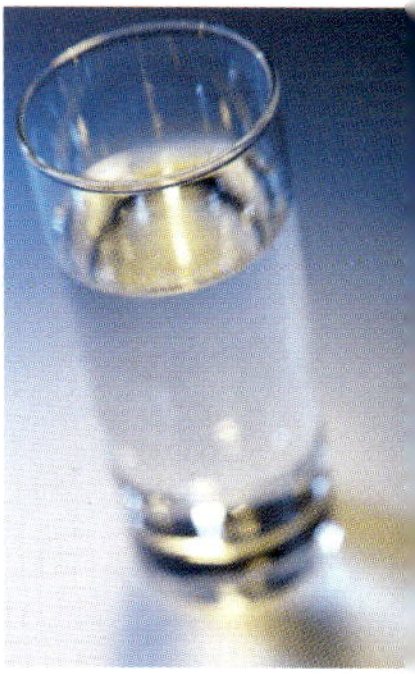

Melissentee: Ist das Kind wieder ansprechbar, lassen Sie es den Traum erzählen und kochen ihm einen Melissentee: 1 TL Melisse wird mit einem viertel Liter kochendem Wasser überbrüht; 5 Minuten ziehen lassen, abseihen.

Sie können den Tee mit Rohzucker, für ältere Kinder mit Honig süßen.

Melissa officinalis (Zitronenmelisse) legt einen Schutzmantel um die Nerven und beruhigt. Die anderen Melisse-Arten helfen nicht so gut.

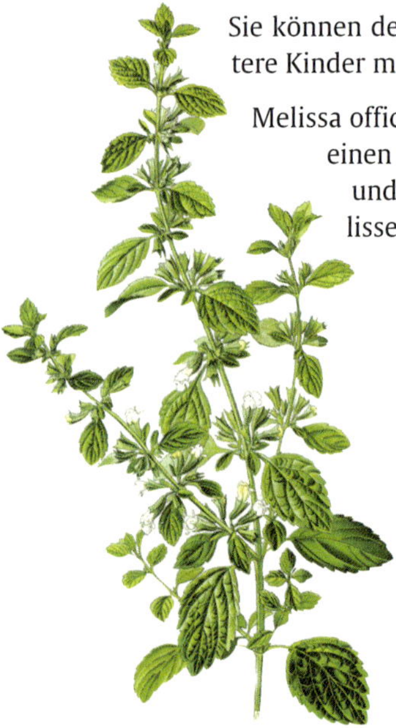

Bindehautentzündung

B

Erkennen	Rötung des Auges, Rötung des Augenlidrandes, Sekretabsonderung
Problem	Juckreiz, Schmerzen
Ursache	Luftzug, Viren, Bakterien, Allergien
Ziel	Schmerzlinderung, Heilung

Hausmittel

Augentrost-Tropfen: Augentrost (*Euphrasia officinalis*) bekommen Sie in der Apotheke. Er lindert den Juckreiz und die Schmerzen und fördert den Selbstheilungsprozess. Reinigen Sie das Auge zuvor mit abgekochtem Wasser.

Wenn nach 3 Tagen keine Besserung eingetreten ist, könnte es sich um eine bakterielle Infektion oder eine Allergie handeln, die der Arzt behandeln muss.

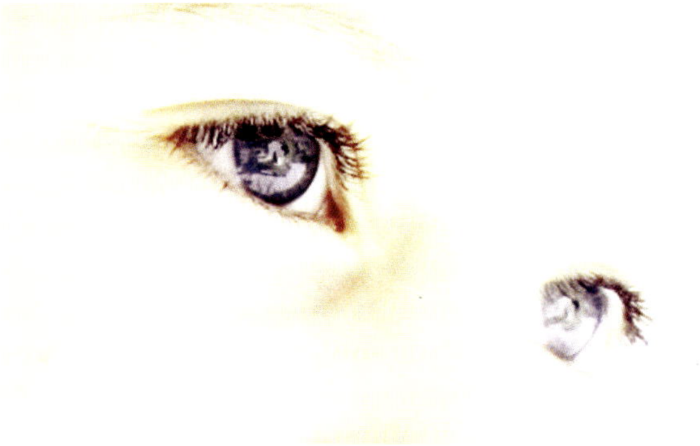

B

Blähungen

Erkennen	Eventuell hoch aufgeblähter, druckempfindlicher Bauch. Beim Abklopfen des Bauches klingt der Ton hohl. Kleine Kinder schreien und ziehen die Beine an. Babys saugen zudem, als hätten sie Hunger.
Problem	Verminderte Darmbewegung, Luftbildung im Darm
Ursache	Unreife des Darms, Stress, falsche Ernährung
Ziel	Lösung der Krämpfe, Aktivierung der Darmtätigkeit, Entspannung

Hausmittel

Bauchmassage: Den Bauch des Babys mit Kümmelöl (aus der Apotheke) im Uhrzeigersinn sanft massieren.

Lotussitz: Bei jedem Wickeln die Unterschenkel des Babys gegeneinander auf den Bauch legen und den Po sanft auf- und abwiegen.

Wärme: Für Wärmeanwendungen sollten Sie das warme Kirschkernkissen oder die Wärmflasche in ein Tuch wickeln, damit es dem Baby nicht zu heiß wird. Babys in Seitenlage bringen und Wärmfla-

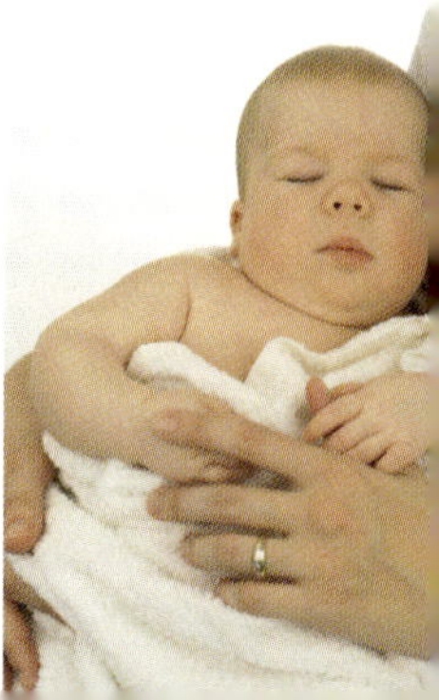

sche/Kirschkernkissen seitlich *an* den Bauch legen – bitte nicht *auf* den Bauch, die Kinder haben noch eine Bauchatmung.

Tee aus Fenchel, Anis und Kümmel: 1 TL der Kräutermischung mit einem viertel Liter kochendem Wasser übergießen und 10 Minuten ziehen lassen. Abseihen und schluckweise zu trinken geben.

Kümmelwickel: Zuerst 2 EL Kümmel mit einem Liter kochendem Wasser aufkochen, 10 Minuten ziehen lassen und abseihen.

Dann vier Tücher vorbereiten: Auswringtuch, Innen-, Zwischentuch- und Außentuch. Legen Sie das Außentuch faltenfrei ins Bett und den kleinen Patienten darauf.

Das Auswring- und das Innentuch über eine Schüssel legen, mit dem Tee übergießen und kräftig auswringen. Nun das Innentuch auf den Bauch legen und nachfragen, ob die Temperatur stimmt.

Darüber kommt das trockene Zwischentuch. Nun wickeln Sie das Außentuch faltenfrei und straff um den Körper. Bei Bedarf eine Wärmflasche dazulegen.

Der Wickel kann so lange verbleiben, wie er als angenehm empfunden wird oder ausgekühlt ist. Danach eine halbe Stunde nachruhen lassen.

Kümmelzäpfchen helfen auch sehr gut. Verabreichen Sie es aber nicht gleichzeitig mit dem Kümmelwickel, da es sonst zu einer Überdosierung kommt.

Wickel und Auflagen richtig gemacht

Wickel und Auflagen werden seit Jahrhunderten mit Erfolg angewandt und sind leider fast in Vergessenheit geraten. Von Hippokrates (460 v. Chr.), Paracelsus (1493), Sigmund Hahn (1664) bis Sebastian Kneipp (1821) berichteten die Urväter der Medizin von der heilenden Wirkung der Wickel und Auflagen. Doch vergessen heißt nicht verloren, und so erfahren Wickel und Auflagen gerade in unserer heutigen Zeit eine neue Belebung.
Sie haben zudem eine große psychologische Bedeutung. So beachtet und umsorgt zu werden gibt dem großen und kleinen Patienten das Gefühl von Geborgenheit und Sicherheit. In dieser Hülle des »sich Kümmerns« kann jeder Schmerz, jede Krankheit leichter ertragen werden.
Wickel und Auflagen richtig anzulegen ist keine Kunst, sondern bedarf nur weniger Regeln und einiger Phantasie.

Was wir benötigen

Wir benötigen je nach Anwendung mindestens zwei Tücher:

- Innentuch: Es wird mit dem Wirkstoff (Tee, Öl) getränkt und liegt direkt auf der Haut auf. Geeignet sind Tücher aus saugfähigem Material wie Baumwolle, Leinen oder Rohseide. Hierfür müssen Sie keine speziellen Tücher kaufen. Geeignet ist, was Sie in Ihren Schränken finden, beispielsweise alte Bettlaken, Geschirr- oder auch

Handtücher. Für kleine Auflagen können Sie Taschentücher oder Mullkompressen verwenden.

- Außentuch: Es dient dazu, das Innentuch zu fixieren, und sollte aus einem Material sein, das gut die Wärme hält, beispielsweise Wolle, Molton, Flanell, Frottier oder Baumwolle.

Wenn für einen Wickel nur diese beiden Tücher verwendet werden, dann muss das feuchte (oder auch trockene) Innentuch kleiner als das Außentuch sein.

Tipp Als Außentuch für einen Brustwickel eignet sich auch wunderbar Großvaters ausrangierte lange Unterhose: Der Poteil kommt auf die Brust, die Beinlinge werden über die Schultern geführt, auf dem Rücken verkreuzt und dann wieder auf der Brust zusammengebunden.
Für einen Wadenwickel eignen sich alte Socken, deren Fußteil Sie abgeschnitten haben – da kann nichts mehr verrutschen.

- Zwischentuch: Wenn das Innentuch feucht verwendet wird, empfiehlt es sich, für den Wickel noch ein drittes Tuch hinzuzunehmen. Dieses Zwischentuch besteht ebenfalls aus Baumwolle oder Leinen und ist breiter als das Außentuch, um Kältebrücken zu vermeiden und ein Nasswerden des Außentuches zu verhindern.
- Auswringtuch: Dieses Tuch benötigen wir nur zum Auswringen des mit dem Wirkstoff getränkten und zum Teil auch heißen Innentuchs, es wird also nicht für den Wickel selbst verwendet (siehe Abbildungen auf der folgenden Seite). Da es reißfest sein muss, eignen sich hierfür hervorragend die alten Geschirrleinentücher unserer Großmütter.

Das Auswringtuch und das Innentuch werden über eine Schüssel gelegt.

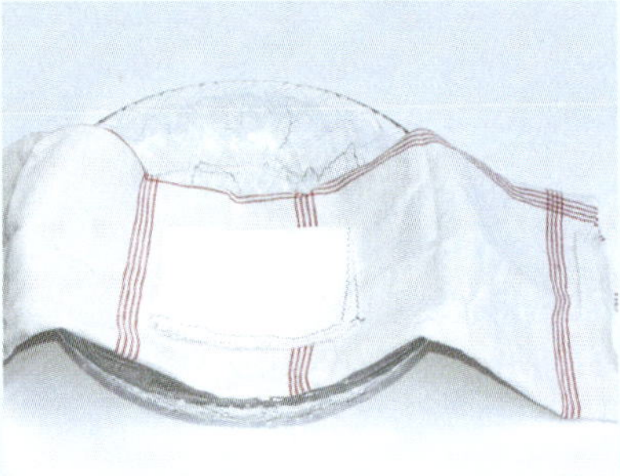

Das Innentuch wird mit dem heißen Tee getränkt.

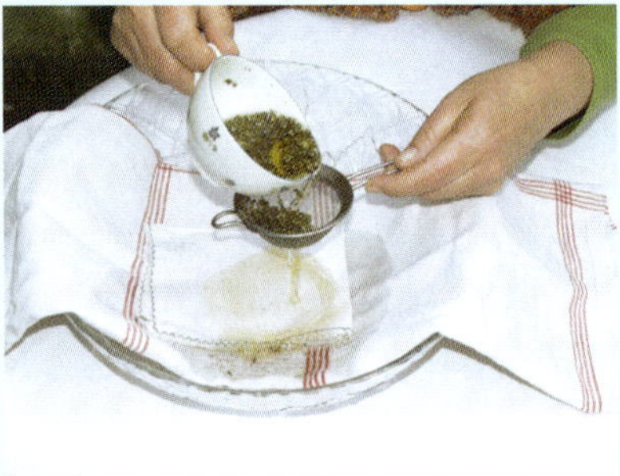

Danach wird das Innentuch mit Hilfe des Auswringtuches gründlich ausgewrungen.

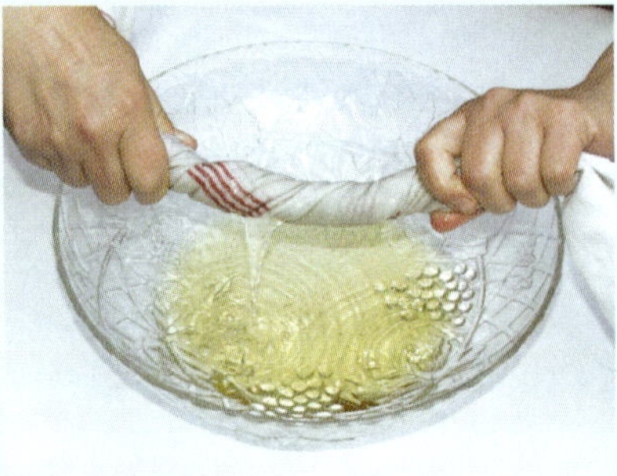

Das richtige Anlegen der Tücher

- Legen Sie das Außentuch faltenfrei ins Bett und den kleinen Patienten darauf.
- Das gut ausgewrungene Innentuch auflegen (beispielsweise auf Brust oder Bauch) und nachfragen, ob die Temperatur stimmt. Der Wickel wird vom Patienten oft als heißer empfunden, als Sie es fühlen. Fragen Sie auch während der Anwendung immer wieder nach der Temperatur.
- Darauf kommt nun gegebenenfalls das breite Zwischentuch, um Kältebrücken zu vermeiden und ein Nasswerden des Außentuchs zu verhindern. Jedoch benötigen wir das Zwischentuch nicht für jeden Wickel, beispielsweise entfällt es bei den Wadenwickeln – verfahren Sie deshalb bitte so, wie das jeweilige Rezept es vorgibt.
- Nun wickeln Sie das Außentuch faltenfrei und straff um den Körper.

Tipp Falls der Wickel zu heiß war und die Haut sich gerötet hat, tragen Sie Johanniskrautöl auf, und das Problem gibt es nicht mehr.

- Für die Dauer des Wickels sollte unser kleiner Patient nun ruhig liegen bleiben, was sich als schwierig erweisen kann. Doch mit einer vorgelesenen Geschichte sollten Sie es schaffen. Zu Hilfe kommt Ihnen die wohltuende Wärme. Sie macht die Kinder müde und schon bald sind sie eingeschlafen.
- Nach Entfernen des Wickels lassen Sie den Patienten noch eine halbe Stunde nachruhen.

Der Brustwickel

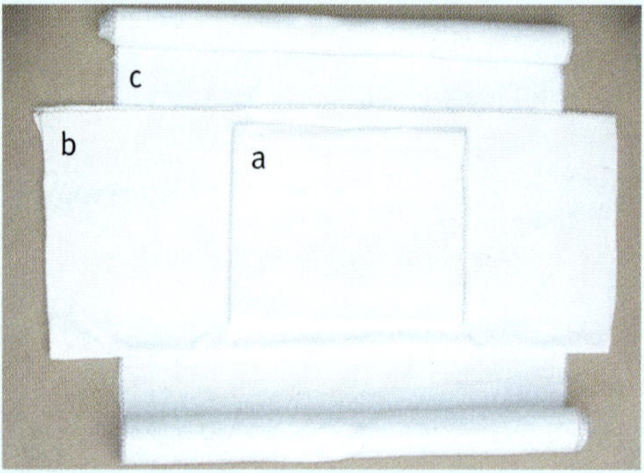

Für einen Brustwickel benötigen Sie folgende Tücher: a Innentuch (feucht), b Zwischentuch (trocken), c Außentuch (trocken)

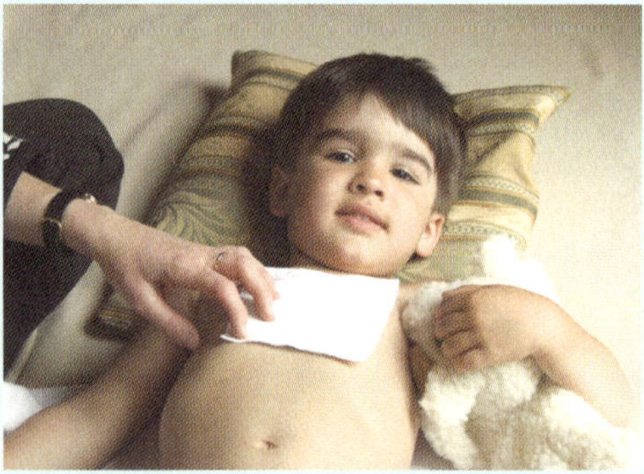

Legen Sie das Außentuch auf das Bett und darauf Ihr Kind. Das wirkstoffgetränkte Innentuch kommt auf die Brust.

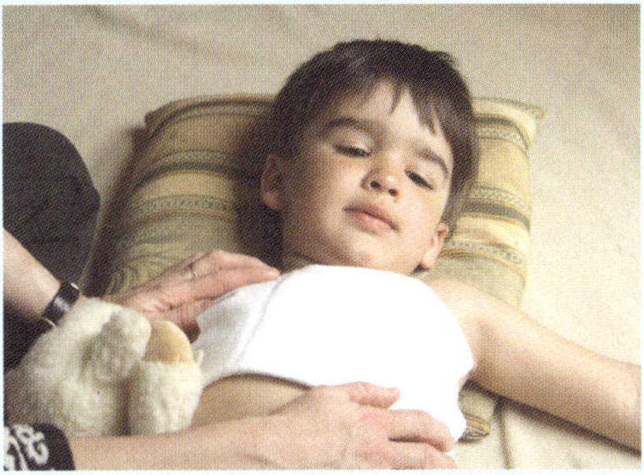

Auf das feuchte Innentuch kommt nun das trockene Zwischentuch.

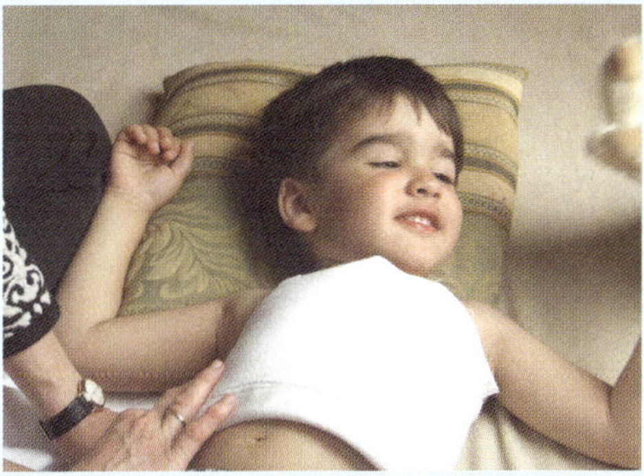

Die beiden Tücher mit dem Außentuch fixieren. Der Wickel bleibt eine halbe Stunde lang angelegt. Danach das Kind noch eine halbe Stunde ruhen lassen.

B Blasenentzündung

Erkennen	Häufiges Wasserlassen, Brennen beim Wasserlassen
Problem	Schmerzen, Harndrang
Ursache	Entzündung der Blase durch Infektionen, Unterkühlung, nach Operationen
Ziel	Schmerzlinderung, Abschwellung, Entzündungshemmung

Hausmittel

Auflage mit Eukalyptusöl: Für Kinder nehmen Sie *Eucalyptus citriodora.*

Hinweis: Ein Eukalyptusöl-Wickel ist auch sehr hilfreich, wenn Erwachsene eine Blasenentzündung haben. Hierfür sollten Sie dann jedoch das Öl von *Eucalyptus globu lus* verwenden. Eukalyptusöl erhalten Sie in der Apotheke und im Versand.

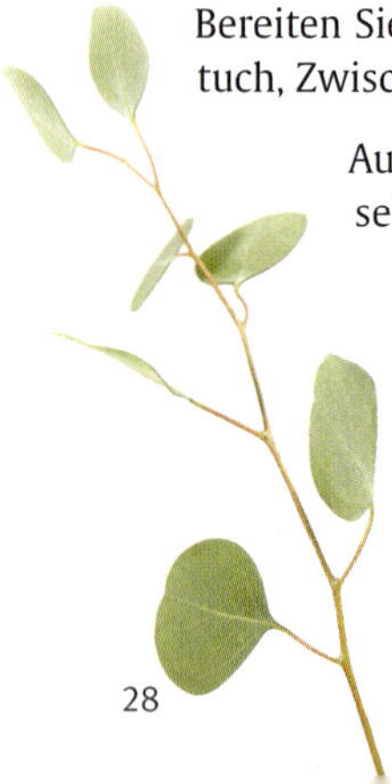

Bereiten Sie vier Tücher vor: Auswringtuch, Innentuch, Zwischentuch und Außentuch.

Auswring- und Innentuch über eine Schüssel legen, mit heißem Wasser übergießen und auswringen. Dann 1 EL 10%iges Eukalyptusöl (= 9 Teile Pflanzenöl/1 Teil Eukalyptusöl) auf das Innentuch geben und die ölgetränkte Seite auf den Unterbauch legen. Darüber kommt das trockene Zwischentuch und als Letztes das Außentuch, das straff um den Körper gewickelt wird. Bei Bedarf eine Wärmflasche dazulegen.

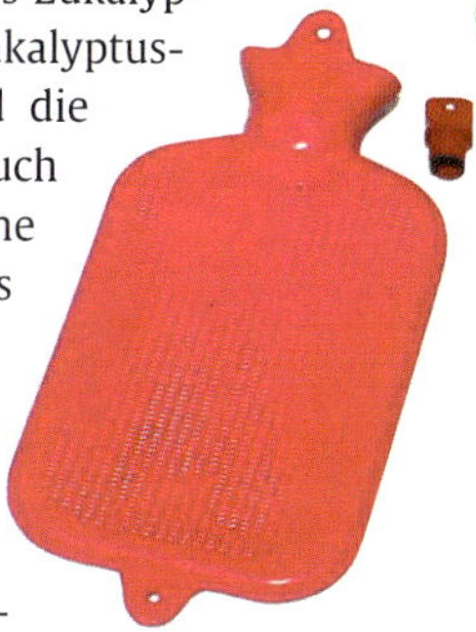

Der Wickel sollte 5 Tage lang ein- bis zweimal täglich angewandt werden, und zwar jeweils so lange, wie er als angenehm empfunden wird. Fragen Sie öfter nach. Eine Stunde nachruhen lassen.

Hinweis: Nach Bauchoperationen sollen keine Auflagen auf die Blase gelegt werden. Dann machen Sie eine Auflage auf das Kreuzbein, also auf den unteren Lendenwirbelbereich (Reflexzone).

B Bronchitis

Erkennen	Tief in der Brust sitzender Husten, weißlicher, grüner oder gelber Auswurf mit erhöhter Temperatur, gelegentlich auch mit Atemnot
Problem	Schmerzhaftes häufiges Husten, Abgespanntheit, Müdigkeit, gestörter Schlaf, schlechtes Allgemeinbefinden
Ursache	Bakterien, Viren, Unterkühlung
Ziel	Schleim lösen, besseres Abhusten, Stillung des Reizhustens

Hausmittel

Tee aus Thymian und Süßholz: Je 1 gehäufter TL beider Kräuter mit einem viertel Liter kochendem Wasser überbrühen, 5 Minuten ziehen lassen; täglich 1–2 Tassen davon trinken.

Hinweis: Süßholz (Glycyrrhiza glabra) bekommt man im Kräuterladen und im Versand.

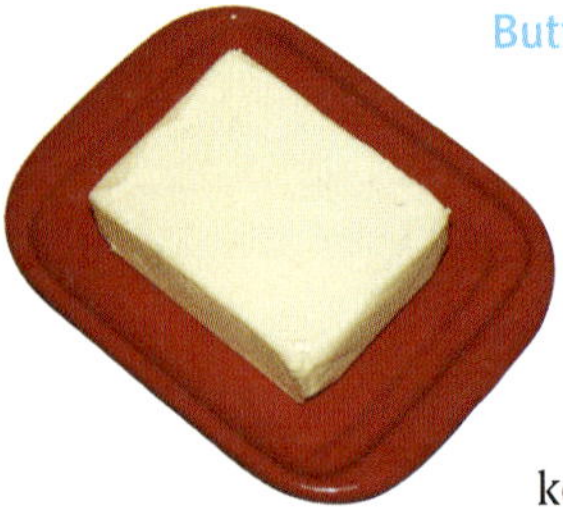

Butterwickel: Butter auf ein Tuch *fingerdick* auftragen und das Tuch auf die Brust legen. Darauf kommt ein warmes Wolltuch, mit dem die Brust umwickelt wird. Den Wickel über Nacht liegen lassen.

Tipp: Die Fettflecken in der Wäsche können durch Talkum gelöst werden.

B

Kartoffelwickel: Kartoffeln werden mit der Schale weich gekocht.

Für den Wickel legen Sie ein Außentuch auf das Bett. Auf das Innentuch legen Sie Haushaltspapier. Darauf die heißen Kartoffeln dicht nebeneinander verteilen.

Die Ränder an allen Seiten einschlagen, so dass ein Päckchen entsteht. Kartoffeln gleichmäßig zerdrücken und die Temperatur an der Innenseite des Unterarmes prüfen. Das Kartoffelpäckchen mit der einlagigen Stoffseite auf die Brust des Patienten legen, das Außentuch faltenfrei und straff um den Körper wickeln und den Patienten gut mit der Bettdecke zudecken.

Der Wickel wird so lange belassen, wie er als angenehm empfunden wird. Eine halbe Stunde nachruhen lassen.

Achtung: Bei entzündlichen, fieberhaften Prozessen dürfen keine Kartoffelwickel angewandt werden!

Kleinere Kinder können die Temperatur schlecht einschätzen. Fragen Sie daher zu Beginn der Behandlung oft nach, ob die Temperatur noch stimmt.

Achtung: Bei Babys sollten Sie keinen Kartoffelwickel anwenden, da hier die Gefahr der Verbrennung zu groß ist!

Zwiebeln: Eine halbe Zwiebel klein würfeln, in eine Babysocke füllen und über die Wiege hängen oder ins Kinderbett legen. Achten Sie auf genügend Abstand zum Kind und ausreichenden Luftaustausch.

D Durchfall

Erkennen	Krämpfe, Schmerzen, häufige Darmentleerung
Problem	Krämpfe, Schmerzen, häufige Darmentleerung, Flüssigkeitsverlust
Ursache	Reizung des Darms durch Infektionen, verdorbene oder falsche Nahrung; oft auch nach Schwimmen in Flüssen und Seen
Ziel	Schmerzlinderung, normaler Stuhlgang, Entspannung

✚ **Achtung:** Bei Kindern unter einem Jahr ist Durchfall lebensgefährlich, da der Körper sehr schnell austrocknet. Auf jeden Fall den Arzt aufsuchen!

Hausmittel

Nahrungspause: Als erste Behandlungsmethode ist zunächst eine Nahrungspause angezeigt. Danach sollten Sie scharf gewürzte und süße Speisen vermeiden.

Salbeitee: 1 TL Salbei mit 150 ml kochendem Wasser überbrühen; 10 Minuten ziehen lassen und abseihen. Schluckweise trinken, aber bitte nicht mehr als 2–3 Tassen am Tag, da es sonst zu einer Vergiftung kommen kann!

✚ **Achtung:** Stillende sollten keinen Salbeitee trinken, da Salbei eine abstillende Wirkung hat. Schwangere sollten ebenfalls auf den Tee verzichten. Er entzieht dem Körper Flüssigkeit, sprich Fruchtwasser.

Kamillenbauchwickel: 2 EL Kamillenblüten mit einem Liter kochendem Wasser überbrühen, 7 Minuten ziehen lassen. Vier Tücher vorbereiten: Auswringtuch, Innentuch, Zwischentuch und Außentuch.

Das Auswring- und das Innentuch über eine Schüssel legen, mit dem Tee übergießen, kräftig auswringen und nun das Innentuch auf den Bauch legen. Nachfragen, ob die Temperatur stimmt. Darüber kommt das trockene Zwischentuch. Zuletzt wickeln Sie das Außentuch faltenfrei und straff um den Körper. Bei Bedarf eine Wärmflasche dazulegen.

Der Wickel bleibt so lange liegen, wie er als angenehm empfunden wird oder ausgekühlt ist. Eine halbe Stunde nachruhen lassen.

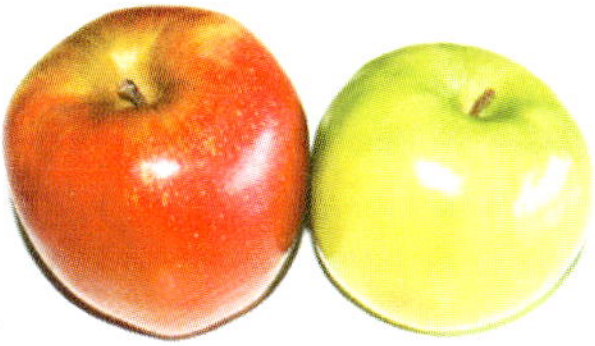

Apfel: Geriebener Apfel oder auch gekochtes Apfelmus hilft ebenfalls bei Durchfall.

Banane: Sie muss allerdings vorher schaumig geschlagen werden.

Salzstangen: Um den Mineralverlust des Körpers aufzufangen, geben Sie Ihrem Kind Salzstangen.

All dies essen Kinder auch dann noch gern, wenn sie sonst jegliche Nahrung verweigern.

E

Ekzem, Schuppenflechte

Erkennen	Schuppige Veränderungen der Haut, vorzugsweise an den großen Gelenken und den Händen
Problem	Juckreiz, Entzündung und – wenn sichtbar – Ausgrenzung
Ursache	In den Genen liegende Allergiebereitschaft, wird dann auch durch Kontaktallergie ausgelöst; oft auch psychosomatisch bedingt
Ziel	Juckreiz- und Entzündungshemmung, Wundheilung

Hausmittel

Ackerstiefmütterchenauflage: 2 TL Ackerstiefmütterchenkraut mit einem viertel Liter kochendem Wasser übergießen. 10 Minuten ziehen lassen.

Kompressentuch in der Größe der betroffenen Fläche vorbereiten. Legen Sie das Kompressentuch in eine Schale und übergießen Sie es mit dem Tee. Die Kompresse wird sehr feucht aufgelegt.

Die Auflage kann so lange verbleiben, wie sie als angenehm empfunden wird oder getrocknet ist.

Erbrechen

Erkennen	Die Kinder jammern und klagen, wollen weder essen noch trinken, sind schlapp, müde, blass und erbrechen; kleine Kinder und Babys erbrechen ohne Vorwarnung
Problem	Flüssigkeitsverlust des Körpers
Ursache	Meist eine Infektion des Magen-Darm-Traktes, auch verursacht durch verdorbene oder falsche Nahrung. Durchfall kann hinzukommen
Ziel	Beruhigung des Verdauungstraktes, Flüssigkeitsverlust ausgleichen

✚ **Achtung:** Bei Kindern unter einem Jahr kann Erbrechen gefährlich werden, da der Körper sehr schnell austrocknet, besonders wenn Durchfall dazukommt. Auf jeden Fall den Arzt aufsuchen!

Hausmittel

Nahrungspause: Als erste Behandlungsmethode ist wie beim Durchfall zunächst eine Nahrungspause angezeigt.

Tee aus Kamille und Fenchel: 1 TL der Mischung aus Fenchel und Kamille mit einem viertel Liter Wasser überbrühen, 3 Minuten ziehen lassen. Für Kinder unter 3 Jahren je eine Prise Salz und Zucker zugeben.

✚ **Achtung:** Für Kinder unter einem Jahr *keinen Honig verwenden*; es kann zu einer schweren Lebensmittelvergiftung kommen, für die es selten eine Rettung gibt!

E

Ingwertee: Älteren Kindern hilft lauwarmer Ingwertee, der mit Honig oder Rohzucker gesüßt wird. Nehmen Sie hierzu zwei Scheiben frischen Ingwer (1 g) und überbrühen Sie ihn mit einer Tasse Wasser; 5 Minuten ziehen lassen

Kamillenbauchwickel: 2 EL Kamillenblüten mit einem Liter kochendem Wasser überbrühen, 7 Minuten ziehen lassen. Vier Tücher vorbereiten: Auswringtuch, Innentuch, Zwischentuch und Außentuch.

Auswringtuch und Innentuch über eine Schüssel legen, mit dem Tee übergießen, kräftig auswringen und nun das Innentuch auf den Bauch legen. Nachfragen, ob die Temperatur stimmt. Darüber kommt das trockene Zwischentuch. Zuletzt wickeln Sie das Außentuch faltenfrei und straff um den Körper. Bei Bedarf eine Wärmflasche dazulegen.

Der Wickel bleibt so lange liegen, wie er als angenehm empfunden wird oder ausgekühlt ist. Eine halbe Stunde nachruhen lassen.

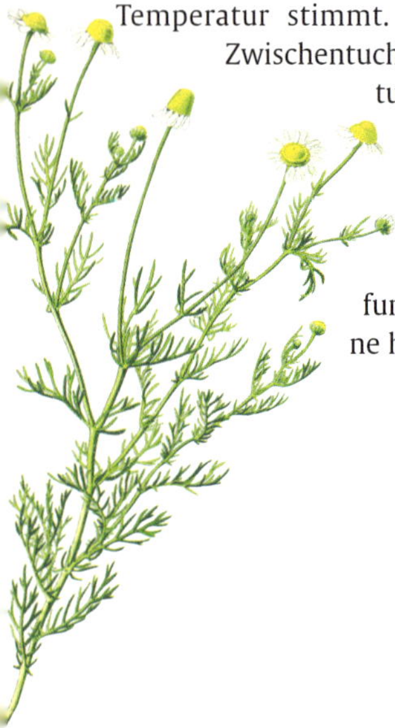

Erkältung

E

Erkennen	Husten, erschwerte Atmung, meist kommt ein Schnupfen dazu
Problem	Entzündung der Atemwege
Ursache	Bakterien, Viren oder Auskühlung
Ziel	Entkrampfen, Atmung erleichtern, Schleim lösen

Hausmittel

Tee aus Thymian, Spitzwegerich und Zitrone: Je 1 TL Thymian und Spitzwegerich sowie eine Scheibe Zitrone mit heißem Wasser überbrühen und kurz ziehen lassen. Schluckweise trinken.

Tannenspitzensirup: 1 TL – besonders vor dem Schlafen – beruhigt und löst den Schleim. Wie man ihn herstellt, erfahren Sie auf Seite 92.

Heißer Zitronenbrustwickel: Die Zitrone zunächst mit kochendem Wasser übergießen und gründlich abreiben, um Farbstoff, Wachs und Pestizide von der Schale zu entfernen.

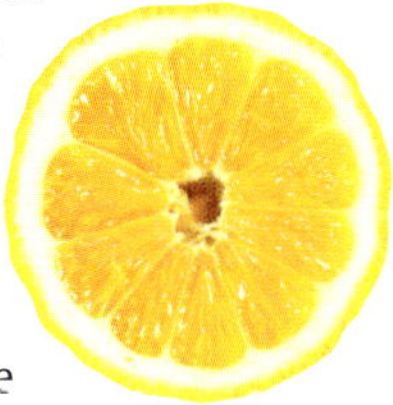

Hinweis: »Ungespritzte« Zitronen verdienen diese Bezeichnung nicht, da sie nur drei Wochen vor der Ernte nicht mehr gespritzt werden.

Zitrone halbieren, mit der Schnittfläche nach unten in eine Schüssel legen und mit einem halben Liter kochendem Wasser übergießen. Die Zitronenschale unter Wasser mit einem scharfen Messer rundherum einritzen – so bleibt das ätherische Öl aus der Schale erhalten und verflüchtigt sich nicht in der Luft. Mit Hilfe eines Eierbechers, den man oben auf die Zitronenhälfte aufsetzt, den Saft auspressen.

Vier Tücher vorbereiten: Auswringtuch, Innentuch, Zwischentuch und Außentuch.

Das Auswring- und das Innentuch über eine Schüssel legen, mit dem Zitronenwasser übergießen, kräftig auswringen und nun das Innentuch auf die Brust legen. Nachfragen, ob die Temperatur stimmt. Darüber kommt das trockene Zwischentuch. Zuletzt wickeln Sie das Außentuch faltenfrei und straff um den Körper. Bei Bedarf eine Wärmflasche dazulegen.

Der Wickel bleibt so lange liegen, wie er als angenehm empfunden wird oder ausgekühlt ist. Eine halbe Stunde nachruhen lassen.

✚ **Achtung:** Den Zitronenbrustwickel bei Juckreiz oder Brennen sofort entfernen. Bei Hautschäden und Fieber keinen Zitronenbrustwickel anwenden.

Rotlicht: Die Infrarotstrahlung und die Wärme der Rotlichtlampe dringen tief in Gewebe und Muskeln ein, fördern die Durchblutung, erweitern Gefäße und regen den Blutkreislauf an. Die Heilungsprozesse werden daraufhin beschleunigt.

Nehmen Sie Ihr Kind auf den Schoß und lassen es die Augen schließen. Setzen Sie sich 10–15 Minuten vor die Rotlichtlampe.

Auf genügend Abstand zum Rotlicht achten, damit es zu keinen Verbrennungen kommt.

Zwiebeln: Eine halbe Zwiebel klein würfeln, in eine Babysocke füllen und über die Wiege hängen oder ins Kinderbett legen. Achten Sie auf genügend Abstand zum Kind und ausreichenden Luftaustausch.

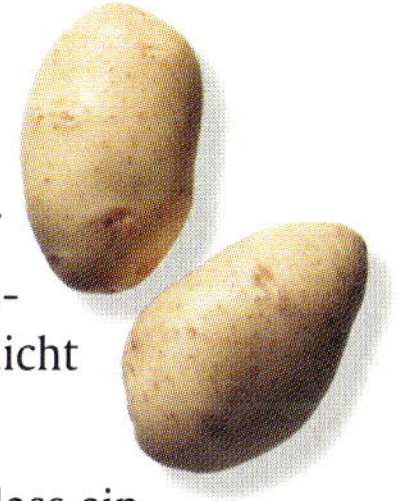

Kartoffelwickel: Kartoffeln werden mit der Schale weich gekocht.

Für den Wickel legen Sie ein Außentuch auf das Bett. Auf das Innentuch legen Sie Haushaltspapier. Darauf die heißen Kartoffeln dicht nebeneinander verteilen.

Die Ränder an allen Seiten einschlagen, so dass ein Päckchen entsteht. Kartoffeln gleichmäßig zerdrücken und die Temperatur an der Innenseite des Unterarmes prüfen. Das Kartoffelpäckchen mit der einlagigen Stoffseite auf die Brust des Patienten legen, das Außentuch faltenfrei und straff um den Körper wickeln und den Patienten gut mit der Bettdecke zudecken.

Der Wickel wird so lange belassen, wie er als angenehm empfunden wird. Eine halbe Stunde nachruhen lassen.

✚ **Achtung:** Bei entzündlichen, fieberhaften Prozessen dürfen keine Kartoffelwickel angewandt werden!

Kleinere Kinder können die Temperatur schlecht einschätzen. Fragen Sie daher zu Beginn der Behandlung oft nach, ob die Temperatur noch stimmt.

✚ **Achtung:** Bei Babys sollten Sie keinen Kartoffelwickel anwenden, da hier die Gefahr der Verbrennung zu groß ist!

F Fieber

Fieber ist eine natürliche Reaktion des Körpers auf Krankheitserreger. Greifen wir zu früh oder falsch ein, verhindern wir den Selbstheilungsprozess.

Bei kleinen Kindern lässt sich Fieber schlecht einschätzen. Steigt die Temperatur über 38,5 °C an, sollten Sie den Kinderarzt aufsuchen.

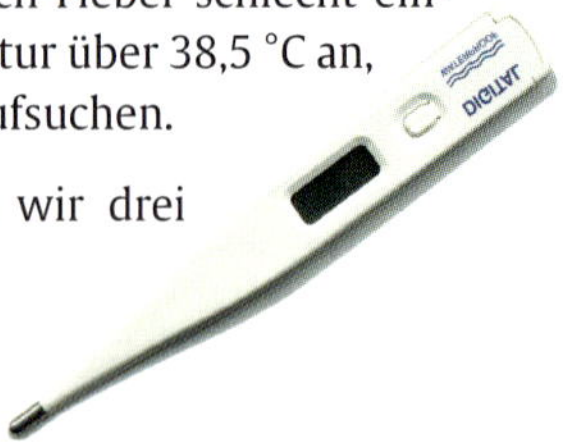

Beim Fieber unterscheiden wir drei Stadien:
Stadium 1 – Fieberanstieg
Stadium 2 – Fieberstau
Stadium 3 – Fieberabfall

Bei allen Fieberstadien sollten Sie darauf achten, dass Ihr Kind viel trinkt!

Stadium 1 – Fieberanstieg

Erkennen	Der Kopf fühlt sich heiß an, der Körper jedoch ist kühl, die Hände und Füße sind kalt und Ihr Kind friert
Problem	Obwohl das Fieber steigt, müssen wir den Körper wärmen – ein scheinbares Absurdum
Ursache	Infektionen, Kinderkrankheiten
Ziel	Ausgleichen der Körperwärme

Hausmittel

Tee aus Lindenblüten mit Holundersaft: Ziehen Sie Ihr Kind warm an und decken Sie es gut zu. Übergießen Sie 1 TL Lindenblüten mit kochendem Wasser und lassen Sie den Tee 5–10 Minuten ziehen. 1 TL Holundersaft dazu geben. Diese Mischung wärmt den ganzen Körper durch und wird von Kindern gern getrunken.

✚ Achtung: Lindenblütentee sollte nur verabreicht werden, wenn der Kreislauf stabil ist.

Holundersaft: Liegt eine Kreislaufschwäche vor (Ihr Kind ist schlapp, an seiner Umgebung nicht interessiert, mit blassem Gesicht und schwachem, verlangsamten Puls), dann wärmt ein mit heißem Wasser verdünnter Holundersaft auch sehr gut durch.

Stadium 2 – Fieberstau

Erkennen	Die Wangen glühen, Kopf und Körper sind heiß, Ihr Kind atmet schneller, sein Puls ist beschleunigt
Problem	Überhitzung
Ziel	Ausleiten der Hitze

Hausmittel

Zitronenwickel: Die Zitrone zuvor mit kochendem Wasser übergießen und gründlich abreiben, um Farbstoff, Wachs und Pestizide von der Schale zu entfernen. Zitrone in Scheiben schneiden, auf eine Kompresse legen, die Ränder und das Fruchtfleisch andrücken, damit das äthe-

F

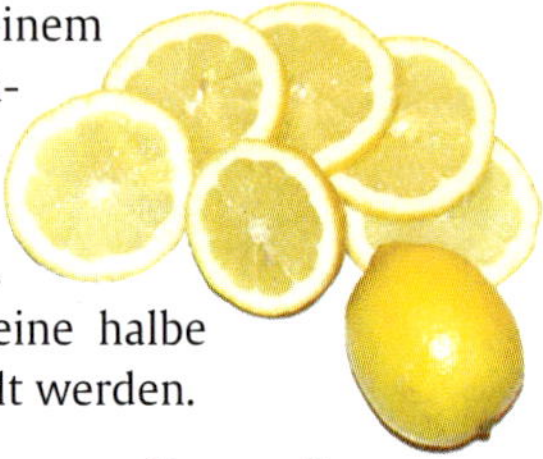

rische Öl sich löst, und alles zu einem Päckchen falten. Mit der einfachen Stoffseite unter die Fußsohlen legen und mit einem anderen Tuch fest umwickeln. Belassen Sie den Wickel für eine halbe Stunde, er kann öfter wiederholt werden.

Hinweis: »Ungespritzte« Zitronen verdienen diese Bezeichnung nicht, da sie nur drei Wochen vor der Ernte nicht mehr gespritzt werden.

✚ **Achtung:** Bei Juckreiz oder Brennen den Wickel sofort entfernen. Bei Hautschäden den Wickel nicht anwenden.

Wadenwickel: Nehmen Sie schmale Baumwollstreifen und tauchen Sie diese bis zur Hälfte in Wasser. Gut auswringen und um das Fußgelenk oder um die Wade wickeln: erst den feuchten, dann den trockenen Teil. Socken, deren Fußteil abgeschnitten wurde, darüberziehen. Sind die Wickel warm, müssen sie erneuert werden, da sonst das Fieber wieder steigt. Sind die Beine oder Arme jedoch kalt, machen Sie keine Wickel mehr!

Zum Schutz der Wäsche können Sie ein Badetuch benutzen, jedoch bitte keine Gummiunterlage, da hierbei die Wickel zu schnell warm werden.

✚ **Achtung:** Die Temperatur des Wassers sollte nur circa 5 °C unter der Körpertemperatur liegen. Eiskrawatten, wie wir sie noch von früher her kennen, dürfen nicht mehr angewandt werden: An der Leiste angelegt, können sie beispielsweise zu einer Blasenentzündung führen.

INFO

Fieberkrampf

Fieberkrämpfe entstehen, wenn die Körpertemperatur zu schnell ansteigt oder zu schnell abfällt.
Ein Fieberkrampf stellt sich sehr dramatisch dar, das Kind zuckt am ganzen Körper und kann sogar ohnmächtig werden. Auch die Atmung kann für kurze Zeit aussetzen, was zu einer Blaufärbung der Haut führt.
Ein Fieberkrampf dauert nur wenige Sekunden, die Ihnen jedoch endlos erscheinen mögen. Sorgen Sie dafür, dass das Kind sich nicht verletzen kann.
Sollte der Fieberkrampf länger anhalten, müssen Sie den Notarzt rufen. So dramatisch der Fieberkrampf auch ist, in der Regel bleibt kein Schaden zurück.
Ist der Krampf vorbei, ziehen Sie Ihr Kind aus und verfahren Sie wie beim Fieberstau.
Im günstigsten Fall kündet sich der Fieberkrampf vorher an: Ihr Kind zuckt unkontrolliert mit den Beinen und/oder Armen, ohne dass es das Bewusstsein verliert. Dann entkleiden Sie es vollständig, damit der Körper abkühlen kann, und verfahren wie beim Fieberstau.
Sind Sie beim Einkauf, so wie es bei meinem Sohn war, dann gehen Sie sofort in die Gefrierabteilung und stellen sich mit Ihrem Kind vor die geöffnete Gefrierschranktür. So habe ich den drohenden Fieberkrampf abgewendet.

F

Stadium 3 – Fieberabfall

Erkennen	Ihr Kind schwitzt und ist erschöpft
Problem	Das Fieber sollte allmählich gesenkt werden
Ziel	Weitere Absenkung des Fiebers

Ihr Kind sollte auch jetzt noch viel trinken, leichte Kost bekommen und Bettruhe einhalten. Vermeiden Sie bei ihm jegliche Anstrengung und lassen Sie es schlafen.

Hausmittel

Waschung mit Pfefferminztee: 1 TL Pfefferminzblätter mit einem Liter Wasser überbrühen und 5 Minuten ziehen lassen. Wenn der Tee nur noch lauwarm ist, das Kind damit abwaschen und den Körper an der Luft trocknen lassen. Bei Babys waschen Sie nur die Unterarme ab.

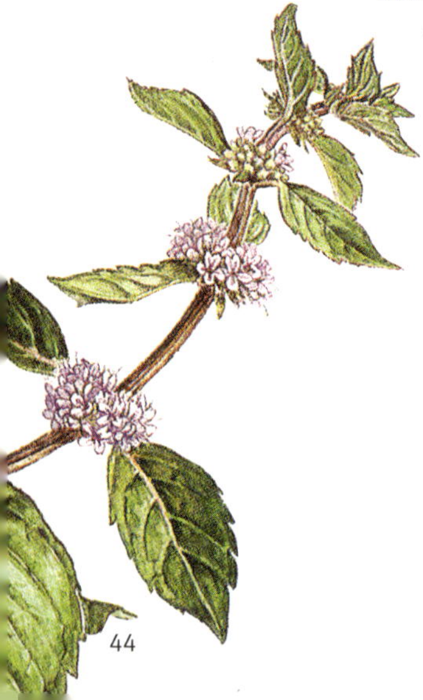

Frostbeulen, Erfrierungen

F

Erkennen Schlecht durchblutete Haut, die aussieht wie Pergament. Ist die Haut jedoch grau bis schwarz verfärbt, muss der Arzt die Frostbeulen behandeln

Ursache Erfrierungen, auch im Sommer. Dann oft hervorgerufen durch Turnschuhe, wenn diese (wie unsere älteren Kinder das gern tun) täglich auch im Haus getragen werden. Die Feuchtigkeit im Schuh kann nicht trocknen und bildet so eine Kältekammer.

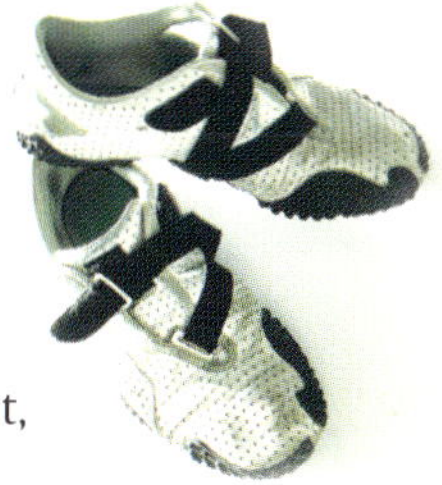

Problem Schädigung der Haut, Schmerzen

Ziel Heilung, Schmerzlinderung

Hausmittel

Eichenrindenauflage (bei leichter Erfrierung): 2 EL geschnittene Eichenrinde mit 3 Tassen kaltem Wasser aufkochen, 5 Minuten köcheln lassen, abseihen. Ein Kompressentuch von der Größe der betroffenen Fläche mit dem Tee tränken und auflegen.

Die Auflage kann so lange verbleiben, wie sie als angenehm empfunden wird oder getrocknet ist. Danach die Haut mit Calendulaöl versorgen.

F

Fußpilz

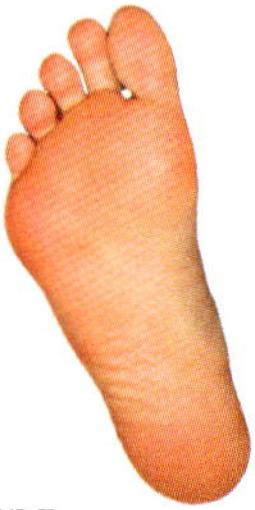

Erkennen	Rötung und Jucken der Haut zwischen den Zehen
Problem	Juckreiz, Ausbreitung
Ursache	Pilzbesiedelung der Haut, meist nach Schwimmbadbesuch
Ziel	Verhinderung der Ausbreitung, beispielsweise auf den Nagel; Heilung

Hausmittel

Ölmischung: 50 ml Mandelöl, 4 ml Nelkenöl, 4 ml Zimtöl und 4 ml Absinthöl mischen; zweimal täglich mit einem Wattestäbchen auftragen, bis die Haut geheilt ist.

Diese Ölmischung hilft auch bei Nagelpilz. Die Behandlung dauert dann aber einige Wochen.

Gelangt das Öl unter den Nagel, verfärbt er sich dunkel, was nur einen kosmetischen Aspekt hat, ansonsten aber harmlos ist.

Hinweis: Die genannten Öle erhalten Sie in der Apotheke, im Versand und in Ökoläden, beispielsweise im Spinnrad.

Gelenkergüsse, Gelenkschmerzen

Erkennen	Eventuell Schwellung, Rötung, Wärme im Gelenk
Problem	Schmerz, Bewegungseinschränkung
Ursache	Stürze, Überanstrengung
Ziel	Abschwellung, Entzündungshemmung, Schmerzlinderung

Hausmittel

Kohlwickel: Die frischen äußeren Blätter eines Wirsings oder Weißkohls werden gründlich gewaschen und abgetrocknet. Den Mittelstrunk und evtl. vorstehende Blattrippen herausschneiden, Blätter mit einer Flasche oder Teigrolle (nicht aus Holz) weich walzen, bis der Saft heraustritt. Die Kohlblätter nun dachziegelartig auf die betroffene Stelle legen und mit einem Tuch fixieren.

Der Wickel kann insgesamt 12 Stunden belassen werden, sollte dabei aber zweimal täglich erneuert werden, bei akuten Prozessen auch öfter.

Quarkwickel: Streichen Sie den Quark *fingerdick* auf eine Mullkompresse, schlagen Sie diese zu einem Päckchen ein und legen Sie es auf. Fixieren Sie die Auflage mit einem Verband oder Tuch. Die Auflage verbleibt jeweils für 15 Minuten und wird dreimal nacheinander erneuert. Danach waschen Sie das Gelenk lauwarm ab und pflegen die Haut mit Calendulaöl.

H

Halsschmerzen

Erkennen	Schmerzen beim Schlucken und Sprechen
Problem	Entzündung der Rachenschleimhaut
Ursache	Infektionen, Unterkühlung
Ziel	Entzündungshemmung, Schmerzlinderung

Hausmittel

Salbeitee: Überbrühen Sie 1 TL Salbeiblätter mit 150 ml heißem Wasser; 10 Minuten ziehen lassen und Ihr Kind damit gurgeln lassen oder/und ihm den Tee zu trinken geben, jedoch nicht mehr als 2–3 Tassen pro Tag, da der Salbei sonst eine giftige Wirkung hat.

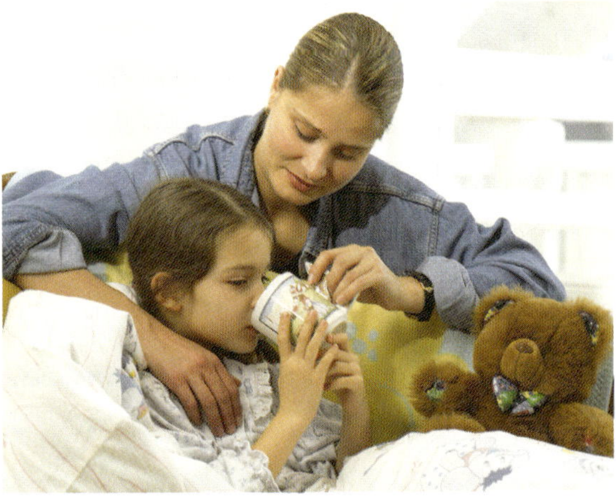

Heißer Zitronenhalswickel: Die Zitrone zunächst mit kochendem Wasser übergießen und gründlich abreiben, um Farbstoff, Wachs und Pestizide von der Schale zu entfernen.

Hinweis: »Ungespritzte« Zitronen verdienen diese Bezeichnung nicht, da sie nur drei Wochen vor der Ernte nicht mehr gespritzt werden.

Zitrone halbieren, mit der Schnittfläche nach unten in eine Schüssel legen und mit einem halben Liter kochendem Wasser übergießen. Die Zitronenschale unter Wasser mit einem scharfen Messer rundherum einritzen – so bleibt das ätherische Öl aus der Schale erhalten und verflüchtigt sich nicht in der Luft. Nun mit Hilfe eines Eierbechers, den man oben auf die Zitronenhälfte aufsetzt, den Saft auspressen.

Auswringtuch und Innentuch über eine Schüssel legen, mit dem Zitronenwasser übergießen und auswringen. Die Temperatur des Innentuches überprüfen, bevor es um den Hals gelegt wird.

Nun das Außentuch faltenlos und straff um den Hals wickeln und befestigen. Der Wickel bleibt so lange angelegt, wie er als angenehm empfunden wird bzw. bis er ausgekühlt ist.

Achtung: Zitrone hat eine Sogwirkung – deshalb darf das mit Zitronenwasser getränkte Tuch nicht hinten, also auf die Halswirbelsäule, aufgelegt werden, da an dieser Stelle aus dem Rückenmark wichtige Nerven in Richtung Gehirn und Brust entspringen.

H Heiserkeit

Erkennen	Die Kinder haben eine raue bis tonlose Stimme
Problem	Schmerzen, Stimmlosigkeit
Ursache	Entzündungen, Überbeanspruchung der Stimmbänder
Ziel	Schmerzlinderung, Entzündung hemmen

Hausmittel

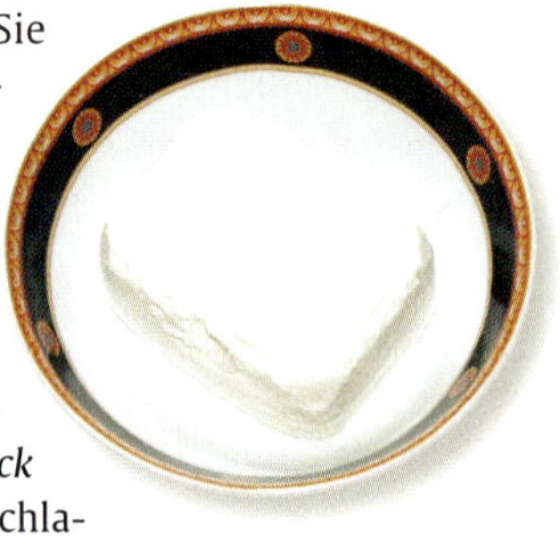

Quarkwickel: Nehmen Sie den Quark aus dem Kühlschrank und lassen Sie ihn zunächst eine halbe Stunde bei Zimmertemperatur stehen, da er sonst zu kalt ist und das Gewebe schädigt. Streichen Sie ihn nun *fingerdick* auf eine Mullkompresse, schlagen Sie dieses zu einem Päckchen ein und legen es auf.

✚ **Achtung:** Quark hat eine Sogwirkung – deshalb darf die Quarkkompresse nicht hinten, also auf die Halswirbelsäule, aufgelegt werden, da an dieser Stelle aus dem Rückenmark wichtige Nerven in Richtung Gehirn und Brust entspringen.

Fixieren Sie die Auflage mit einem Verband oder Tuch. Die Auflage kann so lange verbleiben, wie sie als angenehm empfunden wird oder der Quark getrocknet ist. Bei akuten entzündlichen Prozessen verbleibt die Auflage jeweils 15 Minuten und wird dreimal nacheinander wiederholt.

Hinweis: Ein Quarkwickel hilft auch bei Gelenkentzündung, Venenentzündung, Sehnenscheidenentzündung, Milchstau und Mastitis. Auch in diesen Fällen verbleibt die Auflage jeweils 15 Minuten und wird dreimal nacheinander wiederholt.

Salbeitee: Überbrühen Sie 1 TL Salbeiblätter mit 150 ml heißem Wasser; 10 Minuten ziehen lassen und Ihr Kind damit gurgeln lassen oder/und ihm den Tee zu trinken geben, jedoch nicht mehr als 2–3 Tassen pro Tag, da der Salbei sonst eine giftige Wirkung hat.

Insektenstiche

Erkennen	Rötung, Schwellung, Schmerz, Juckreiz
Problem	Lokale Reizung des Gewebes durch die Giftstoffe.
Ziel	Juckreiz und Schmerz lindern, Entzündung hemmen

Achtung: Ist ein Erreger mit im Spiel, besteht die Gefahr einer Blutvergiftung. Die Rötung fällt dann großflächig aus, die Haut ist geschwollen und heiß. In diesem Fall benötigen Sie ärztlichen Rat und Hilfe!

Hausmittel

Teebaumöl: Sind Sie daheim, tragen Sie etwas Teebaumöl auf den Stich auf, und das Problem ist gelöst.

Spitzwegerich: Unterwegs können Sie den Stich mit Spitzwegerich behandeln. Er wächst an Wegrändern und ist fast überall zu finden. Ein Blatt wird kräftig geknetet, auf den Stich gelegt und umwickelt.

Lavendel: Ein wenig Lavendelöl im Schlafzimmer verdampft oder einen Strauß frischer Lavendelblüten ans Fenster gehängt lässt stechende Insekten die Flucht ergreifen.

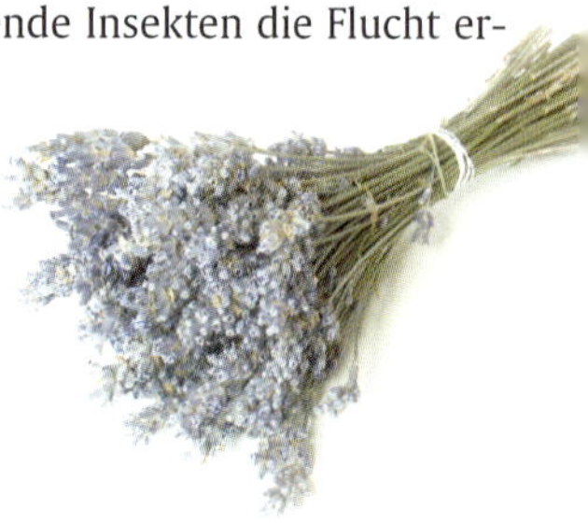

Kopfschmerzen

K

Erkennen	Die Kinder klagen über Kopfschmerzen, sind gereizt, unleidlich und eventuell lichtempfindlich
Problem	Kopfschmerzen
Ursache	Überhitzung, Wetterwechsel, Stress und Fieber
Ziel	Ableitung der Hitze, Ausleitung der Stauung, Beruhigung

Hausmittel

Zitronenwickel: Die Zitrone zuvor mit kochendem Wasser übergießen und gründlich abreiben, um Farbstoff, Wachs und Pestizide von der Schale zu entfernen.

Hinweis: »Ungespritzte« Zitronen verdienen diese Bezeichnung nicht, da sie nur drei Wochen vor der Ernte nicht mehr gespritzt werden.

Zitrone in Scheiben schneiden, auf eine Kompresse legen, die Ränder und das Fruchtfleisch andrücken, damit das ätherische Öl sich löst, und alles zu einem Päckchen falten. Mit der einfachen Stoffseite unter die Fußsohlen legen und mit einem anderen Tuch fest umwickeln. Belassen Sie den Wickel für eine halbe Stunde.

A

Achtung: Bei Juckreiz oder Brennen den Wickel sofort entfernen. Bei Hautschäden den Wickel nicht anwenden.

Außer einem leichten Kribbeln wird sich zuerst noch keine Veränderung zeigen. Die Wirkung tritt erst in der nächsten halben Stunde ein, die Ihr Kind wieder ruhig auf dem Sofa verbringen soll. Schläft es dabei ein, lassen Sie es sich im Schlaf erholen.

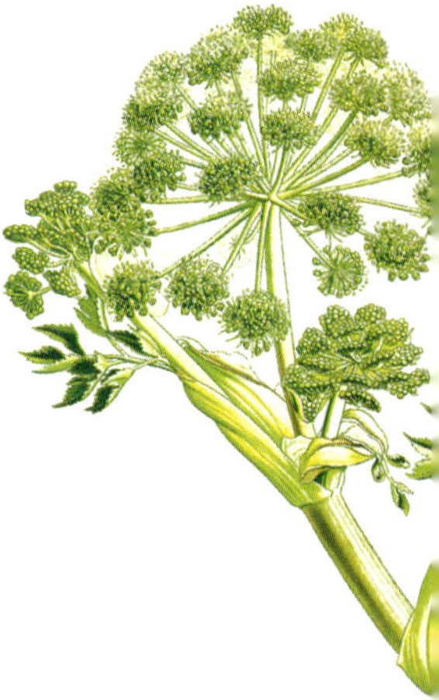

Lymphknotenschwellung

Erkennen	Schwellung der Lymphknoten
Problem	Berührungsempfindlichkeit, Schmerz
Ursache	Infektionen
Ziel	Schmerz lindern, abschwellen

Hinweis: Kinder können schon mal eine Lymphknotenschwellung ohne andere Krankheitszeichen haben. Gehen Sie trotzdem zum Arzt, um Infektionskrankheiten auszuschließen.

Hausmittel

Salbenauflage mit Archangelika (Engelwurz, *Angelica archangelica*): Dazu nehmen Sie eine Kompresse und tragen die Salbe (aus der Apotheke oder im Versand) *messerrückendick* auf. Legen Sie diese Kompresse auf den geschwollenen Lymphknoten und fixieren Sie die Auflage mit einem Tuch oder Schal.

Kühlung: Kühlen Sie den geschwollenen Lymphknoten mit einem Erbsenkissen oder Kühlkissen.

Achtung: Lagern Sie diese Kühlelemente jedoch nicht im Gefrierfach, sondern nur im Kühlschrank. Im Gefrierfach werden sie zu kalt und können das Gewebe schädigen!

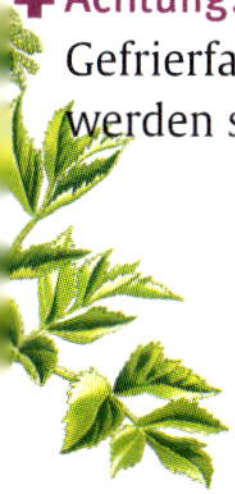

M

Magenschmerzen

Erkennen	Schmerzen im Oberbauch, die sich bis an die Seiten erstrecken können
Problem	Schmerzen, schlechtes Allgemeinbefinden
Ursache	Stress, seelische Probleme, Angst, Überforderung
Ziel	Schmerzfreiheit, Entspannung, Beruhigung, Entkrampfung

Hinweis: Insbesondere im Schulalter können Kinder häufig unter Magenschmerzen leiden.

Hausmittel

Pfefferminztee mit Zitrone: Überbrühen Sie 1 EL Pfefferminzblätter mit einem Liter heißem Wasser; 5–10 Minuten abgedeckt ziehen lassen und den Saft einer Zitrone dazugeben; den Tee über den Tag verteilt trinken.

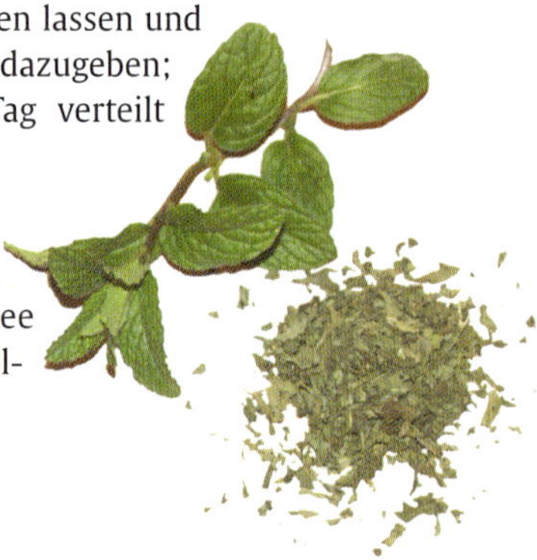

Hinweis: Kinder unter 5 Jahren sollten keinen Pfefferminztee trinken. Der Mentholgehalt ist zu hoch.

Kartoffelwickel: Kartoffeln werden mit der Schale weich gekocht.

Für den Wickel legen Sie ein Außentuch auf das Bett. Auf das Innentuch kommt Haushaltspapier. Darauf die heißen Kartoffeln dicht nebeneinander verteilen.

Die Ränder an allen Seiten einschlagen, so dass ein Päckchen entsteht. Kartoffeln gleichmäßig zerdrücken und die Temperatur an der Innenseite des Unterarmes prüfen. Das Kartoffelpäckchen mit der einlagigen Stoffseite auf den Oberbauch des Patienten legen, das Außentuch faltenfrei und straff um den Körper wickeln und den Patienten gut mit der Bettdecke zudecken.

Der Wickel wird so lange belassen, wie er als angenehm empfunden wird. Eine halbe Stunde nachruhen lassen.

Achtung: Bei entzündlichen, fieberhaften Prozessen dürfen keine Kartoffelwickel angewandt werden!

Kleinere Kinder können die Temperatur schlecht einschätzen. Fragen Sie daher zu Beginn der Behandlung oft nach, ob die Wärme noch stimmt.

M Mandelentzündung

Erkennen	Der Rachen ist gerötet, die Mandeln sind geschwollen, was man auch seitlich am Hals erfühlen kann, der Atem riecht schlecht
Problem	Schmerzen beim Schlucken, Kauen und Sprechen
Ursache	Entzündungen durch Staphylokokken oder Streptokokken
Ziel	Entzündungshemmung, Schmerzlinderung

Hinweis: Mandelentzündungen werden vom Arzt behandelt. Mit den folgenden Hausmitteln können Sie jedoch den Heilungsprozess unterstützen.

Hausmittel

Quarkwickel: Nehmen Sie den Quark aus dem Kühlschrank und lassen Sie ihn zunächst eine halbe Stunde bei Zimmertemperatur stehen, da er sonst zu kalt ist und das Gewebe schädigt. Streichen Sie den Quark *fingerdick* auf eine Mullkompresse, schlagen Sie diese zu einem Päckchen ein und legen Sie es auf. Nicht über die Halswirbelsäule!

Achtung: Quark hat eine Sogwirkung – deshalb darf die Quarkkompresse nicht hinten, also auf die Halswirbelsäule, aufgelegt werden, da an dieser Stelle des Rückenmarks wichtige Nerven in Richtung Gehirn und Brust entspringen.

Fixieren Sie die Auflage mit einem Verband oder Tuch. Die Auflage kann so lange verbleiben, wie sie als angenehm empfunden wird oder der Quark getrocknet ist. Bei akuten entzündlichen Prozessen verbleibt die Auflage jeweils 15 Minuten und wird dreimal nacheinander wiederholt.

Hinweis: Ein Quarkwickel hilft auch bei Gelenkentzündung, Venenentzündung, Sehnenscheidenentzündung, Milchstau und Mastitis. Auch hier verbleibt die Auflage 15 Minuten und wird dreimal nacheinander wiederholt.

Salbeitee: Überbrühen Sie 1 TL Salbeiblätter mit 150 ml heißem Wasser; 10 Minuten ziehen lassen und Ihr Kind damit gurgeln lassen oder/und ihm den Tee zu trinken geben, jedoch nicht mehr als 2–3 Tassen pro Tag, da der Salbei sonst eine giftige Wirkung hat.

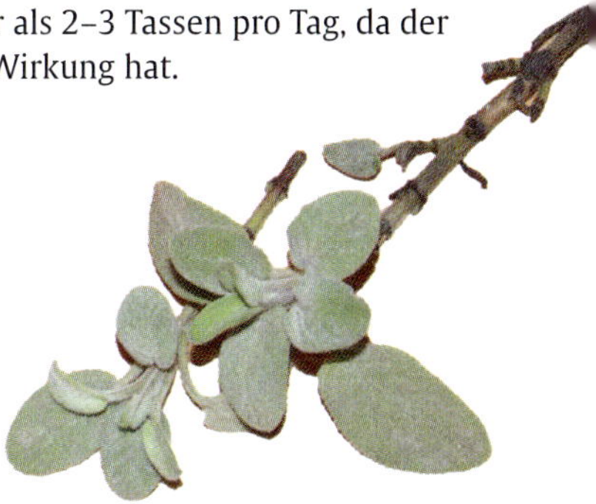

M

Milchschorf, Gneis

Erkennen	**Gneis** (im frühen Babyalter): Schuppige Flächen, die klein beginnen – meist auf dem Kopf – und sich dann weiter ausbreiten, ganz typisch auch in den Augenbrauen **Milchschorf:** Zwischen dem 3. und 9. Lebensmonat an den Wangen, neigt zu Superinfektionen
Problem	Sieht nicht gut aus, später kommt es zu Juckreiz und Entzündungen
Ursache	Durch die Hormonumstellung arbeiten die Talgdrüsen vermehrt, und der getrocknete Talg bleibt in Form von Schuppen auf der Haut liegen
Ziel	Abtragen der Schuppen; Juckreiz stillen, Entzündung hemmen

Hausmittel

Kamillenteeauflage: 1 EL Kamillenblüten mit einem viertel Liter heißem Wasser übergießen, 7 Minuten ziehen lassen und abseihen. Ein Kompressentuch mit dem Tee tränken und auf die betroffenen Stellen legen, bis der Schorf weich geworden ist; dann kann man ihn mit einem Staubkamm vorsichtig abtragen. Die zarte Haut darunter mit Calendulasalbe behandeln.

Ölpackung: Eine Kompresse mit Olivenöl tränken und auf die befallene Stelle legen, bis der Schorf weich geworden ist. Mit einem Staubkamm abtragen. Die zarte Haut darunter bedarf keiner besonderen Pflege mehr, da das Olivenöl schon eine heilende Wirkung hat.

Mundfäule

M

Erkennen Stark gerötete Mundschleimhaut mit grauen Bläschen die schnell platzen und sehr weh tun

Problem Schmerzen beim Essen, Kauen, Schlucken und Sprechen

Ursache Infektion der Mundschleimhaut, verursacht durch verschmutztes Spielzeug und Schnuller, aber auch durch zu viel Süßigkeiten oder zu scharfe Speisen, ungenügend gewaschenes Obst und Gemüse

Ziel Schmerzlinderung, Heilung

Hausmittel

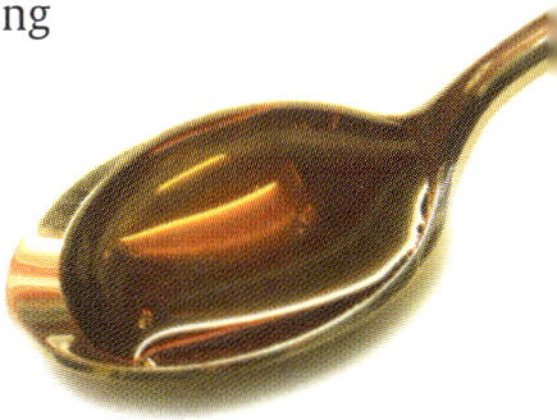

Honig: Wenn Ihr Kind *über* ein Jahr alt ist, geben Sie ihm mehrmals täglich einen Löffel Honig, den es langsam ablutschen soll.

Achtung: *Honig nicht für Kinder unter einem Jahr*; es kann zu einer schweren Lebensmittelvergiftung kommen, für die es selten eine Rettung gibt!

Spülungen mit Salbeitee: 1 TL Salbeiblätter mit 150 ml Wasser überbrühen, 10 Minuten ziehen lassen. Mehrmals täglich den Mund damit spülen. Bei noch sehr kleinen Kindern pinseln Sie die Mundhöhle mit dem Salbeitee aus.

N Nagelbettentzündung

Erkennen	Rötung, Schwellung bis hin zur Eiterbildung um das Nagelbett
Problem	Schmerzen, Ausbreitung um den ganzen Nagel
Ursache	Verletzung der zarten Nagelbetthaut, beispielsweise durch eingerissenen Nagel oder zu kurz geschnittene Fingernägel
Ziel	Schmerzlinderung, Aufweichung, Entleerung, Heilung

Hausmittel

Kohlauflage: Ein Kohlblatt (Weißkohl oder Wirsing) gründlich reinigen und trocknen.

Den dicken Strang und auch dicke Rippenblätter herausschneiden, im Mixer zerkleinern und mit etwas Olivenöl zu einem Brei verrühren. Den Brei auf ein Kompressentuch streichen, auflegen und fixieren. Die Auflage kann 12 Stunden verbleiben.

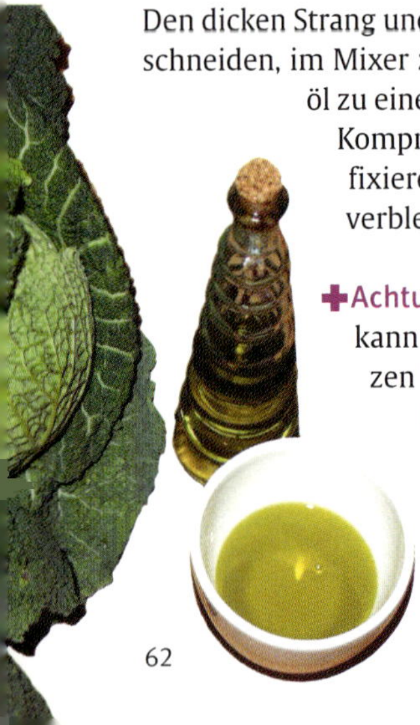

✚ **Achtung:** Zu Beginn der Behandlung kann es zu einer Zunahme der Schmerzen kommen – dies ist ein Zeichen dafür, dass die Kohlauflage wirkt.

Nasenbluten

N

Erkennen	Bluten aus der Nase
Problem	Starkes Bluten (manchmal nicht erkennbar, woher genau), die Angst der Kinder
Ursache	Platzen einer Vene, meist nach Stürzen
Ziel	Blutung stillen

Hausmittel

Legen Sie ein Papiertaschentuch *unter die Zunge*, die Blutung hört augenblicklich auf.

Hinweis: Blutungen der Lippe und der Zunge stillt man, indem die Wunde zusammengepresst wird.

Ist die Blutung gestillt, sehen Sie nach, wie groß die Verletzung ist. Suchen Sie gegebenenfalls den Arzt auf. Im Allgemeinen heilen Wunden im Mund sehr schnell von allein.

Achtung: Legen Sie zur Stillung der Blutung *keine Eiskrawatte oder Eisbeutel in den Nacken*! Durch die zu starke Unterkühlung verengen sich die Blutgefäße, die das Gehirn und das dort befindliche Atemzentrum versorgen, was eine Atemdepression bis hin zum Atemstillstand zur Folge haben kann!

O Ohrenschmerzen

Erkennen Größere Kinder können eindeutig sagen, dass sie Ohrenschmerzen haben sowie Schmerzen beim Schlucken, Kauen und Sprechen. Anders bei Babys: Sie schreien, wenn sie ins Bett gelegt werden, und kommen nicht zur Ruhe. Nimmt man sie auf und legt sie gegen die Schulter, beruhigen sie sich schnell, sind aber noch quengelig. Wenn Sie sanft von außen gegen den Gehörgang des Babys drücken, verstärkt sich der Schmerz.

Problem Entzündung des äußeren Gehörgangs oder des Mittelohrs

Ursache Infektion, Unterkühlung

Ziel Schmerzfreiheit, Abschwellen, Rückgang der Entzündung

Hausmittel

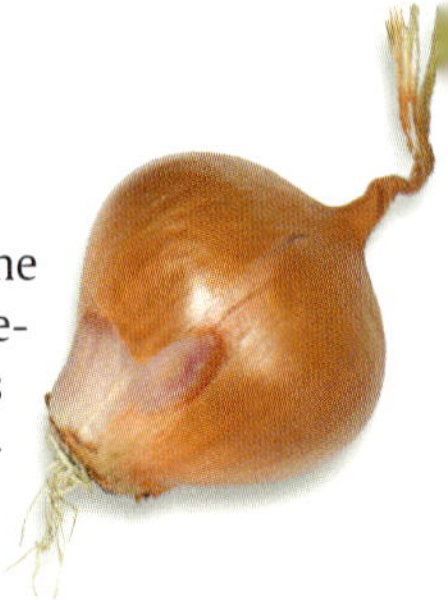

Zwiebelsäckchen: Eine halbe kleine Zwiebel wird in kleine Würfel geschnitten und in ein Säckchen aus dünnem Stoff gefüllt, das Sie mit einer Wärmflasche erwärmen.

Hinweis: Legen Sie das Säckchen erst in eine Plastikhülle, bevor Sie es erwärmen. Die Wärmflasche übernimmt sonst den Zwiebelgeruch, den Sie nie wieder loswerden!

Legen Sie dieses Säckchen nun ohne die Plastikhülle um die gesamte Ohrmuschel des schmerzenden Ohres, darauf kommt Watte. Fixieren können Sie das Ganze mit einem Wollschal oder einer fest sitzenden Mütze.

Dieser Wickel sollte 30–60 Minuten verbleiben und kann bis zu dreimal pro Tag angewendet werden.

Wärme, aber auch Kälte kann eine Linderung herbeiführen. Nehmen Sie jedoch *für die Wärmeanwendung keine Rotlichtlampe*: Die Wärme dringt zu tief ins Gewebe ein und kann so die Eiterbildung im Innenohr fördern. Zur Kühlung eignet sich gut ein Erbsenkissen, das Sie im Kühlschrank gelagert haben – jedoch nicht im Gefrierfach!

Hinweis: Ich habe die Erfahrung gemacht, dass Kissen mit einer anderen Füllung als Federn sich offenbar günstiger bei Ohrenschmerzen auswirken. Daher sollten Sie das Federkissen durch ein Kissen mit einer anderen Füllung ersetzen und den Kopf Ihres Kindes ein wenig höher lagern.

P

Prellungen, Verstauchungen und Blutergüsse

Erkennen	Schwellung, Schmerzen, Rot- bis Blaufärbung des Gewebes
Problem	Bewegungseinschränkung, Schmerzen
Ursache	Meist nach Stürzen oder beim Sport, mit und ohne Einblutungen
Ziel	Schmerzlinderung, Abschwellung

Hausmittel

Quarkwickel: Streichen Sie den Quark *fingerdick* auf eine Mullkompresse, schlagen Sie diese zu einem Päckchen ein und legen Sie es auf. Fixieren Sie die Auflage mit einem Verband oder Tuch. Die Auflage kann so lange verbleiben, wie sie als angenehm empfunden wird oder der Quark getrocknet ist.

Hinweis: Ein Quarkwickel hilft auch bei Gelenk-, Venen- und Sehnenscheidenentzündung, Milchstau und Mastitis. Dann allerdings bleibt die Auflage nur 15 Minuten liegen und wird dreimal nacheinander wiederholt.

✚ Achtung: Der Quark sollte nicht direkt aus dem Kühlschrank kommen; lassen Sie ihn erst eine halbe Stunde bei Zimmertemperatur stehen.

Auch wenn die Füße kalt sind, kann man den Quarkwickel kaum ertragen. Wärmen Sie die Füße daher erst gut durch.

Rückenschmerzen

Erkennen	Schmerzen, auch im Liegen und Sitzen
Problem	Bewegungseinschränkung
Ursache	Durch Überanstrengung verkrampfte Muskulatur
Ziel	Schmerzfreiheit

Hausmittel

Farnkissen: Ein Farnkissen hilft gegen Rückenschmerzen, denn es entspannt wunderbar. Füllen Sie einen Kissenbezug mit zerkleinertem frischem Farn und erwärmen Sie diesen Bezug mit einer Wärmflasche. Lassen Sie Ihr Kind über Nacht auf dem Kissen schlafen.

Hinweis: Ein Farnkissen hilft auch den »Großen« bei Rückenschmerzen.

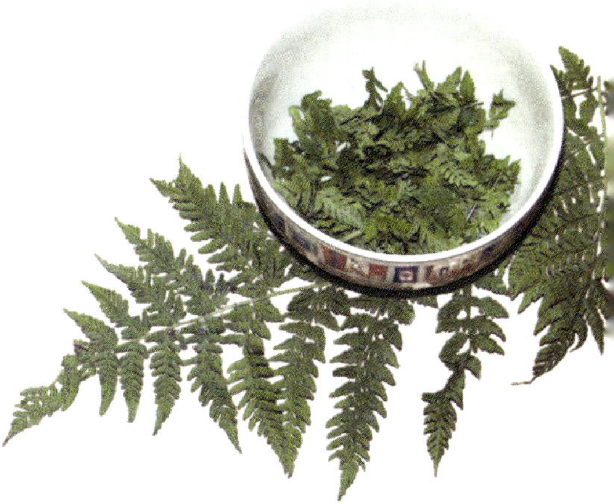

S Schlaflosigkeit

Erkennen	War der Tag zu lang oder zu aufregend, finden Kinder schlecht in den Schlaf. Mit aller Macht halten sie sich wach, obwohl die Augen fast zufallen; die Sinne sind überreizt
Ziel	Entspannung, Schlaf

Hausmittel

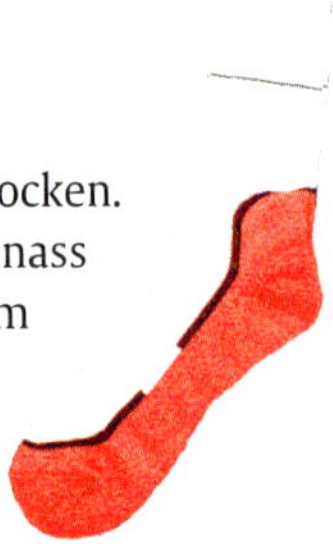

Kalte Socken: Man nimmt zwei Paar Socken. Das eine Paar wird mit kaltem Wasser nass gemacht, gut ausgewrungen und dem Kind angezogen. Darüber ziehen Sie das zweite Paar trockene Socken und folgen dem gewohnten Einschlafritual. Die anfängliche Kälte verwandelt sich nach wenigen Minuten in wohlige Wärme, die den ganzen Körper durchströmt und die Nerven beruhigt.

Hinweis: Dieses Hausmittel hilft in jedem Alter, auch bei unruhigen, nicht still liegenden Beinen, wie beispielsweise zum Ende einer Schwangerschaft.

✚ **Achtung:** Kalte Socken dürfen nicht bei kalten Füßen angewandt werden. Erwärmen Sie zuvor die Füße, beispielsweise mit einem armen Fußbad – das entspannt noch zusätzlich.

Schürf- und Platzwunden

Erkennen Schürfwunden: Die obere Hautschicht ist wie abgewetzt und blutet stark.
Platzwunden: Entstehen durch stumpfe Gewalt, insbesondere an Stellen, die direkt auf dem Knochen aufliegen. Die Wundränder sind unregelmäßig gestaltet.

Problem Bluten, Nässen, Schmerz

Ursache Stürze

Ziel Entzündung hemmen, Schmerz lindern, Wundheilung

Hausmittel

Schafgarbenauflage: 1 EL Schafgarbenkraut mit einem halben Liter Wasser ansetzen und zum Kochen bringen. 10 Minuten abgedeckt ziehen lassen und abseihen. Ein Kompressentuch mit dem Tee tränken und auf die Wunde legen.

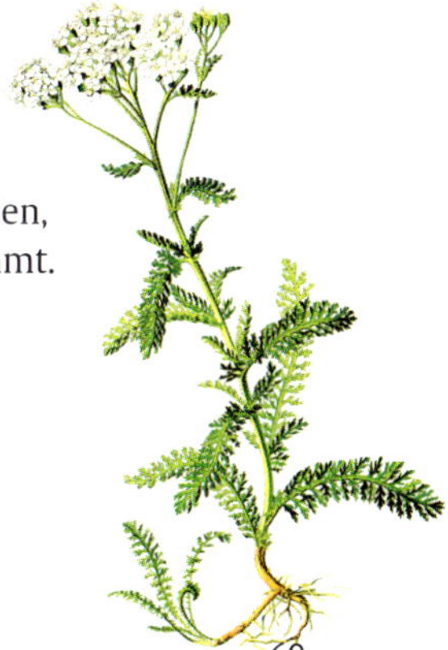

Danach sollten Sie *Schürfwunden an der Luft trocknen lassen* und nicht verbinden. Anders bei Platzwunden: Sie müssen verbunden werden, damit kein Schmutz mehr hineinkommt.

S

Soor

Erkennen	Mundhöhle: Weißlicher Belag auf der Zunge und in den Wangentaschen, der sich nicht abreiben lässt Windelbereich: Hellrote entzündliche Flecken, die erhaben aufliegen
Problem	Pilzbesiedelung in der Mundhöhle oder im Windelbereich
Ursache	Infektionen durch Pilze der Gattung Candida, die sich im feuchten, verschlossenen Milieu des Windelbereiches ansiedeln Mundsoor wird durch unsaubere Schnuller, Sauger oder Spielzeug übertragen
Ziel	Vermeidung der Ausbreitung, Heilung

Hausmittel

Süßholz-Myrrhe-Tinktur: Mischen Sie zu gleichen Teilen Süßholz- und Myrrhetinktur (aus der Apotheke) mit Wasser. Pinseln Sie die Mundhöhle damit aus oder lassen Sie Ihr Kind den Mund damit spülen.

Eichenrindentee: 2 EL geschnittene Eichenrinde mit 450 ml kaltem Wasser aufkochen, 5 Minuten köcheln lassen und abseihen. Reiben Sie damit die befallenen Stellen ab; oder setzen Sie Ihr Kind für 10 Minuten in ein Sitzbad mit Eichenrindentee. Danach die Haut mit dem Föhn trocknen und nach jedem Wickeln mit Calendulaöl oder -salbe pflegen.

Um Windelsoor vorzubeugen, sollten Sie Ihr Kind so oft wie möglich nackt an der Luft spielen lassen und es öfter wickeln.

Verbrennungen und Sonnenbrand

Erkennen	Rötung der Haut, Blasenbildung
Problem	Schmerzen, Zerstörung einzelner oder mehrerer Hautschichten
Ursache	Neugierde, Unachtsamkeit, Unwissenheit
Ziel	Schmerzlinderung, Heilung

Achtung: Schnelles Handel ist angezeigt!

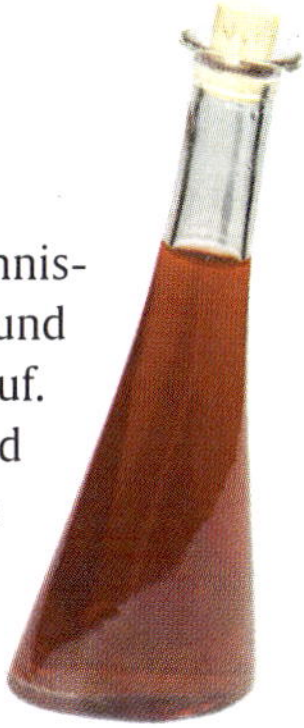

Hausmittel

Johanniskrautöl: Wärmen Sie das Johanniskrautöl in der Handinnenfläche kurz an und tragen Sie es auf die verbrannte Stelle auf. Augenblicklich geht die Rötung zurück und der Schmerz lässt nach. Wiederholen Sie das Auftragen, bis die Rötung verschwunden ist.

Einen Sonnenbrand bemerkt man meist zu spät, doch auch hier hilft das Johanniskraut noch. Es nimmt den Schmerz, aber nicht mehr die Rötung.

Achtung: Johanniskraut kann eine Photosensibilisierung der Haut bewirken, das heißt sie wird lichtempfindlicher.

Zwiebeln: Legen Sie Zwiebelscheiben auf die verbrannte Haut auf.

V Verstopfung

Erkennen	Länger (3–4 Tage) anhaltende, erschwerte Darmentleerung mit hartem Stuhl
Problem	Schmerzhafte, quälende Darmentleerung, auch kleine Risse am After
Ursache	Falsche, unregelmäßige Ernährung, zu geringe Flüssigkeitszufuhr, Stress, Angst, Überforderung
Ziel	Schmerzfreiheit, Beruhigung, Entkrampfung, Entspannung, Entleerung

✚ **Achtung:** Kommt es neben der Verstopfung auch zu Erbrechen, suchen Sie sofort den Arzt auf! Es kann sich dann um eine Einstülpung des Darms oder um einen Verschluss handeln.

Hinweis: Entleert Ihr Kind kleine harte Kotkügelchen ohne andere Beschwerden, lässt dies auf Stress schließen. Nehmen Sie sich Zeit für Ihr Kind und fragen Sie es, woher sein Kummer, seine Angst kommt.

Hausmittel

Milchzucker: Geben Sie Ihrem Baby bei jeder Flaschenmahlzeit 1 TL Milchzucker dazu.

Bauchmassage: Massieren Sie den Bauch im Uhrzeigersinn bei jedem Wickeln.

Lotussitz: Bei jedem Wickeln die Unterschenkel des Babys gegeneinander auf den Bauch legen und den Po sanft auf- und abwiegen.

Kartoffelwickel: Kartoffeln werden mit der Schale weich gekocht.

Für den Wickel legen Sie ein Außentuch auf das Bett. Auf das Innentuch legen Sie Haushaltspapier. Darauf die heißen Kartoffeln dicht nebeneinander verteilen. Die Ränder an allen Seiten einschlagen, so dass ein Päckchen entsteht. Kartoffeln gleichmäßig zerdrücken und die Temperatur an der Innenseite des Unterarmes prüfen. Das Kartoffelpäckchen mit der einlagigen Stoffseite auf den Bauch des Patienten legen, das Außentuch faltenfrei und straff um den Körper wickeln und den Patienten gut mit der Bettdecke zudecken.

Der Wickel wird so lange belassen, wie er als angenehm empfunden wird. Eine halbe Stunde nachruhen lassen. Wiederholen Sie den Wickel täglich, dadurch wird der Darm aktiviert und Ablagerungen können sich lösen.

Hinweis: Kartoffelwickel helfen auch, wenn der Darm durch Antibiotikagabe irritiert ist. Dazu 1 Woche lang jeden Abend einen Wickel anlegen.

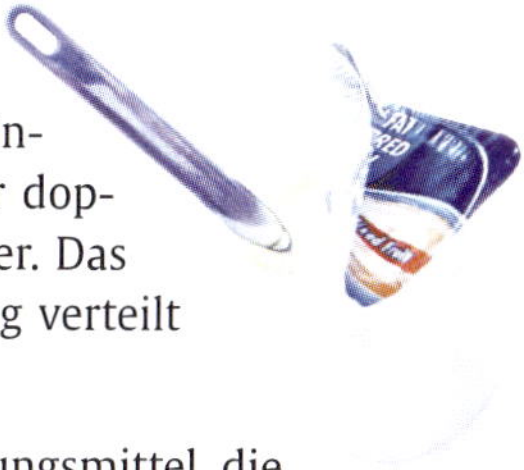

Naturjogurt: Hilft, die Darmschleimhaut wieder ins Gleichgewicht zu bringen. Mischen Sie den Jogurt mit der doppelten oder dreifachen Menge Wasser. Das schmeckt gut und kann über den Tag verteilt getrunken werden.

Ernährung: Vermeiden Sie alle Nahrungsmittel, die eine stopfende Wirkung haben. Alle süßen Speisen und Getränke vorübergehend weglassen. Ihr Kind sollte viel Wasser trinken und ausreichend Bewegung haben.

W Warzen

Problem	Ist die Warze unter der Fußsohle, tut das Laufen weh Liegt sie auf der Haut – meist an den Händen –, ist dies in erster Linie ein kosmetisches Problem
Ursache	Warzen werden durch Viren verursacht und kommen im Kindesalter häufig vor
Ziel	Entfernen der Warze

Hausmittel

Knoblauchpflaster: Schneiden Sie in ein Pflaster ohne Mullauflage ein Loch, das so groß ist wie die Warze. Kleben Sie es so auf, dass die Warze frei bleibt. Auf die Warze legen Sie eine halbe Knoblauchzehe und fixieren sie mit einem größeren Pflaster. Dieses Päckchen bleibt über Nacht liegen und wird am Morgen entfernt. Wiederholen Sie die Auflage so lange, bis die Warze verschwunden ist.

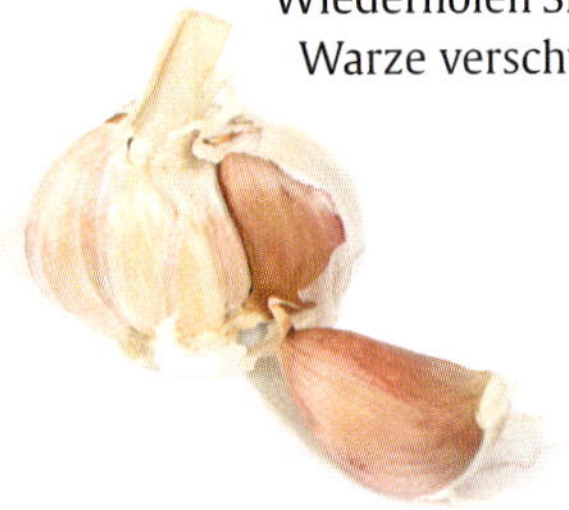

Windelausschlag

W

Erkennen	Kleine Pickel, Rötung bis hin zum blutigen Po
Problem	Schmerzen
Ursache	Reizung der Haut durch Pflegeprodukte oder durch die Inhaltsstoffe der Windel
Ziel	Schmerzlinderung, Heilung

Hausmittel

Johanniskrautöl: Reinigen Sie den kleinen Po nur mit Wasser und föhnen Sie den Po trocken. Tragen Sie Johanniskrautöl auf und lassen es an der Luft trocknen.

✚ Achtung: Johanniskraut kann eine Photosensibilisierung der Haut bewirken, das heißt sie wird lichtempfindlicher.

Rotlichtlampe: Legen Sie Ihr Kind auf den Bauch und bestrahlen Sie den Po 10–15 Minuten mit Rotlicht. Danach versorgen Sie die Haut mit Johanniskrautöl oder Calendulasalbe.

✚ Achtung: Genügend Abstand zwischen Rotlichtlampe und Kind einhalten, damit es zu keinen Verbrennungen kommt!

Z Zahnen

Erkennen	Die Kauleiste ist geschwollen, die Kinder sabbern mehr und beißen auf alles, was nahe genug an ihren Mund kommt
Ursache	Schwellung und Schmerzen im Kiefer, hervorgerufen vom Durchbrechen der Zähne
Ziel	Linderung

Hausmittel

Tee aus Kamille und Salbei: Aus je 1 TL Kamille und Salbei und mit 150 ml Wasser einen Tee zubereiten und 7 Minuten ziehen lassen. Abkühlen lassen und einen sauberen Waschlappen damit tränken– daran können Sie Ihr Kind beißen und lutschen lassen.

Hinweis: Linderung bringt auch, wenn Sie Ihr Kind auf etwas Hartem kauen lassen, beispielsweise auf einem frischen Fenchelstängel oder einer Veilchenwurzel – das beruhigt und wirkt schmerzlindernd. Veilchenwurzeln ist allerdings schwer zu bekommen, manchmal gibt es sie jedoch im Naturkostladen oder auch auf dem Markt, wenn ein Kräuterstand da ist.

Statt einer Veilchenwurzel können Sie Ihrem Kind aber auch eine kleinere Möhre geben. Sie hat zwar keine schmerzlindernde oder beruhigende Wirkung, auf ihr lässt es sich aber auch gut beißen.

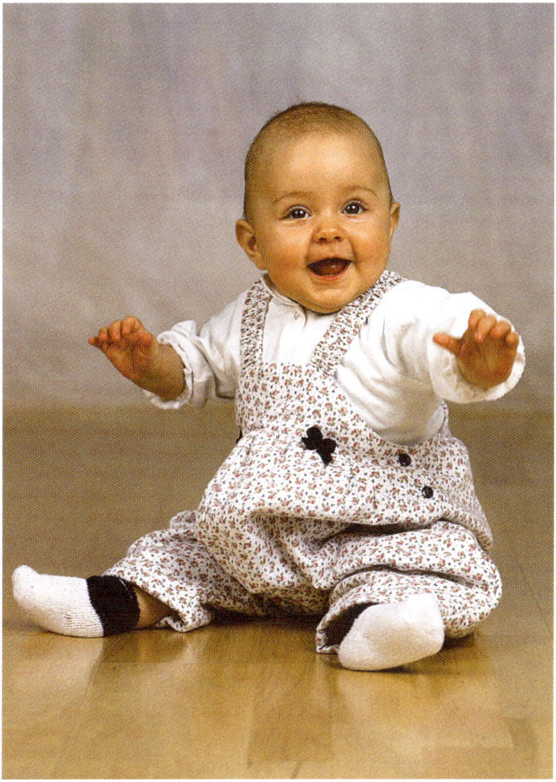

Die häufigsten Kinderkrankheiten

Die folgende Tabelle gibt Ihnen eine Übersicht über die häufigsten Kinderkrankheiten. Sie werden vom Kinderarzt diagnostiziert und behandelt, aber auch in diesen Fällen können Sie mit einfachen Mitteln die Heilung unterstützen.

Erkrankung	Inkubationszeit in Tagen	Häufigste Symptome	Hausmittel
Keuchhusten (Pertussis)	7–10	Erst glaubt man an eine Erkältung. Doch der Husten ist ziehend, am häufigsten husten die Kinder nachts, haben Not, den Schleim heraufzuhusten und geraten dabei in Atemnot. Ist der Schleim dann endlich heraufgebracht, schlucken die Kinder ihn herunter und erbrechen ihn.	Viel trinken; 1 TL Pflanzenöl vor dem Schlafengehen macht den Schleim verdaubar; Luftveränderung

Erkrankung	Inkubationszeit in Tagen	Häufigste Symptome	Hausmittel
Masern	10–14	Hohes Fieber, Augenentzündung, Husten, Schnupfen. In den Wangentaschen liegen kleine weiße Flecken. Roter Ausschlag, beginnend hinter den Ohren.	Räume verdunkeln, viel trinken, Bettruhe
Mumps	14–21	Geschwollene Ohrspeicheldrüsen mit Fieber	Archangelikakompressen
Röteln	14–21	Lymphdrüsenschwellung am Hals, feinfleckiger Ausschlag im Gesicht, an Brust und Bauch.	Bettruhe, Archangelikakompressen für den Hals
Scharlach	2–4	Hohes, plötzlich auftretendes Fieber, flammend roter Gaumen und Rachen, feinfleckiger Ausschlag an Bauch und Brust, später auch an den	Bettruhe, gurgeln mit Salbeitee

Erkrankung	Inkubationszeit in Tagen	Häufigste Symptome	Hausmittel
Fortsetzung Scharlach		Extremiäten; nach ca. 3 Tagen tritt die so genannte »Himbeerzunge« auf.	
Windpocken (Varizellen)	14–21	Windpocken sind in jedem Stadium über den gesamten Körper verteilt. Rote Flecken liegen neben mit Wasser gefüllten Bläschen und schon abgetrockneten, verkrusteten Pocken. Unter den Krusten ist der Erreger noch immer ansteckend!	Bettruhe, Abwaschungen mit Kamillentee

Impfkalender

Die folgenden Impfungen beruhen auf den Empfehlung der ständigen Impfkommission am Robert-Koch-Institut (Stand 2004).

Impfungen	Alter in vollendeten Lebensmonaten	Alter in vollendeten Lebensjahren
DTP (Dreier-Impfung)	2, 3, 4, 11–14	
Diphtherie, Tetanus (Wundstarrkrampf),		5–6, 9–17
Pertussis (Keuchhusten)		9–17
Hib Haemophilus influenza (bakterielle Grippe)	2, 3, 4, 11–14	
OPV Poliomyelitis (Kinderlähmung)	2, 3, 4	9–17
Hepatitis B	2, 3, 4, 11–14	9–17
MMR (Dreier-Impfung) Masern, Mumps, Röteln	11 –14	2
Varizellen (Windpocken)	11–14	

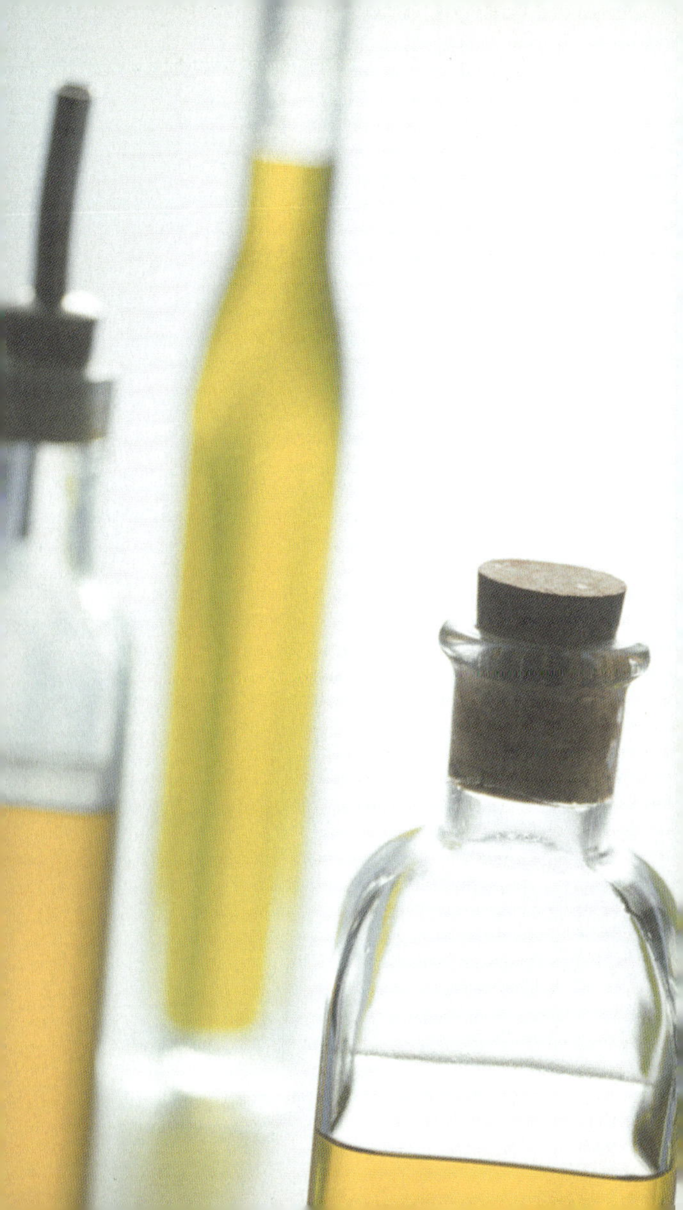

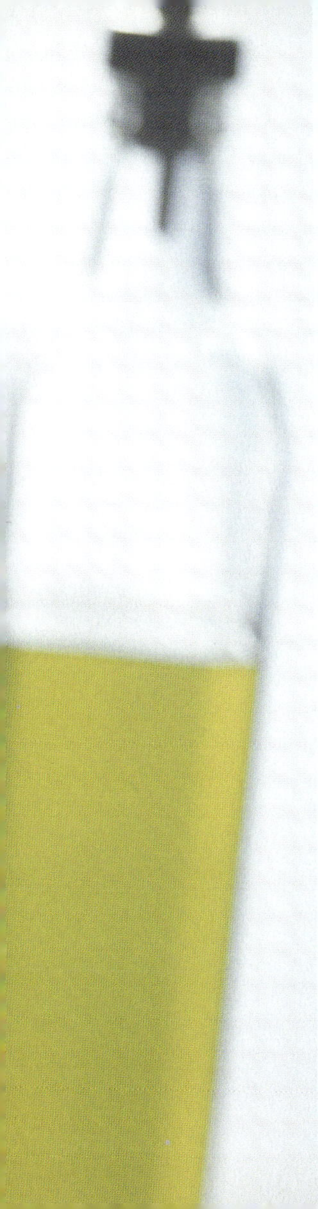

Rezepte

Machen Sie es wie unsere Großmütter und stellen Sie einige der wirksamsten Hausmittel selbst her. Die Zutaten sind leicht zu bekommen – die meisten haben Sie schon im Küchenschrank, oder Sie finden sie in Ihrem Garten oder beim Spaziergang im Wald.

Öle und ihre Verwendung

Die folgenden Öle eignen sich hervorragend als Grundlage, um sie mit den unterschiedlichsten Kräutern anzureichern. Bitte achten Sie darauf, dass die hierfür verwendeten Öle ausschließlich durch Pressung gewonnen wurden, also nicht raffiniert sind. Raffinierte Öle durchlaufen chemische Prozesse, bei denen ihnen wertvolle Inhaltsstoffe entzogen werden, um sie beispielsweise länger haltbar zu machen. Unraffinierte Öle erhalten Sie im Naturkostladen, im Reformhaus und mittlerweile auch im Supermarkt.

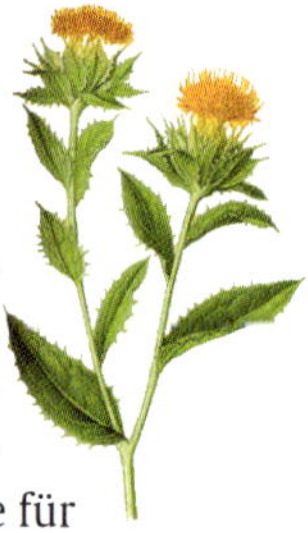

Distelöl

Dieses gute Basisöl hat eine kühlende Wirkung. Es enthält Proteine, Mineralien und Vitamine. Auch sein Gehalt an ungesättigten Fettsäuren ist sehr hoch. So enthält es beispielsweise viel Linolsäure, eine für den Menschen essenzielle Fettsäure, die der Organismus zwar benötigt, jedoch nicht selbst herstellen kann.

Jojobaöl

Dieses Öl aus den nussartigen Samen des nordamerikanischen Jojoba-Strauches wird bereits bei niedrigen Temperaturen fest und hat daher eine wachsartige Konsistenz. Es ernährt und regeneriert die Haut und eignet sich für alle Hauttypen, speziell bei empfindlicher Haut, sowie bei Hauterkrankungen. Jojobaöl ist sehr lange haltbar, verliert jedoch nach circa 30 Monaten langsam seine Wirksamkeit.

Maiskeimöl

Maiskeimöl ist ein neutrales Öl, das sich für alle Hauttypen eignet und insbesondere für großflächige Massagen angewendet werden kann. Es enthält viel Vitamin E, ein Antioxidans, das ein Ranzigwerden des Öls verhindert. Deshalb ist es bis zu 6 Monaten haltbar.

Mandelöl

Mandelöl nährt und pflegt die Haut und ist für jeden Hauttyp geeignet. Besonders wirksam ist es bei trockener, spröder, rissiger Haut. Mandelöl ist ein klassisches, geruchloses und süß schmeckendes Basisöl, das beispielsweise zusammen mit Ringelblumen (Calendula) ein heilendes Pflegeöl ergibt. Mandelöl ist bis zu einem Jahr haltbar.

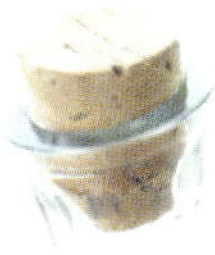

Olivenöl

Das aus der mediterranen Küche bekannte Olivenöl hat einen charakteristischen Eigengeruch. Auf der Haut angewendet, wirkt es erwärmend, wundheilend, desinfizierend und entgiftend, es regt die Muskel- und Gelenktätigkeit an und

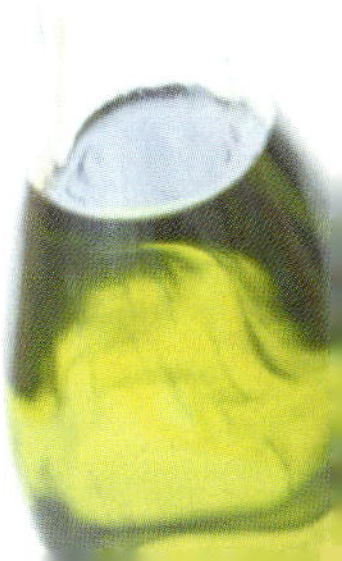

löst Verhärtungen. Äußerlich angewendet, ist Olivenöl insbesondere bei Rheuma, schlecht durchbluteter und trockener Haut und Unterleibsschmerzen wirksam. Innerlich angewendet hat es eine positive Wirkung bei einer Übersäuerung des Blutes.

Olivenöl kann wie Mandelöl als Basisöl für einen Calendulablüten-Auszug (siehe Seite 88) verwendet werden. Olivenöl ist circa 6 Monate haltbar.

Sesamöl

Sesamöl ist mild und hautverträglich, wirkt heilend, wärmend und entgiftend und hat zudem einen natürlichen Lichtschutzfaktor von 3–4. Es bindet sehr gut die edlen Düfte von Blüten. Es ist bis zu 18 Monaten haltbar.

Sonnenblumenöl

Wie Maiskeimöl enthält auch Sonnenblumenöl viel Vitamin E und ist darum relativ lange haltbar (10 Monate). Es lässt sich sehr gut mit anderen Ölen mischen.

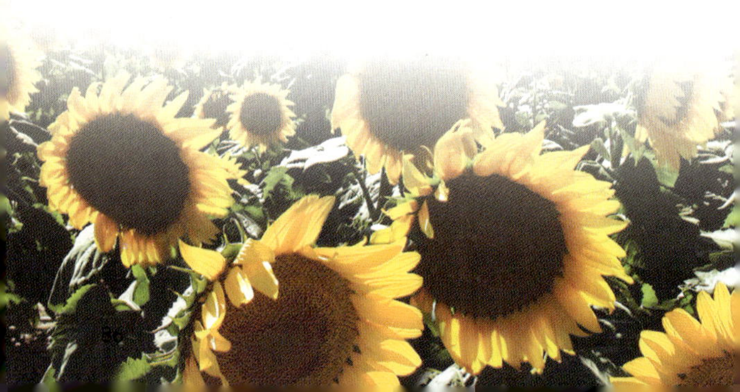

Sojaöl

Sojaöl zeichnet sich durch seinen hohen Gehalt an Vitamin E und Lecithin aus, einem der wichtigsten Bausteine jeder Körperzelle. Es ist für alle Hauttypen geeignet und hält sich circa 8 Monate.

Weizenkeimöl

Weizenkeimöl enthält viel Vitamin E, A, D. Es regeneriert, nährt, baut die Hautstruktur auf und beschleunigt die Aufnahme anderer ätherischer Essenzen über die Haut. Es wirkt besonders gut bei trockener Haut und Altershaut sowie bei Hauterkrankungen, außerdem unterstützt es die Muskel- und Drüsenfunktion.

Wegen seines etwas strengen Eigengeruchs wird es häufig anderen Ölen beigemischt, wobei bereits ein Anteil von 10–20% Weizenkeimöl jedes andere Öl aufwertet. Es hält sich circa 6 Monate.

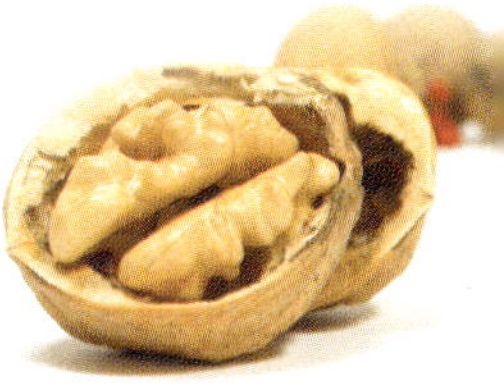

Walnussöl

Auch Walnussöl wird oft zu gleichen Teilen mit anderen Ölen gemischt. Es pflegt und nährt und ist deshalb besonders bei trockener, rissiger und spröder Haut geeignet. Kühl gelagert ist das Öl circa 6 Monate haltbar.

Selbst hergestellte Hausmittel

Zur Herstellung der folgenden Hausmittel verwenden Sie bitte keine Gegenstände aus Aluminium. Beim Auspressen der Öle oder des Suds sollten Sie Gummihandschuhe tragen.

Bewahren Sie alles in braunen Gläsern oder Flaschen und im Dunkeln auf, so werden die Kräuter vor Licht geschützt und behalten am besten ihre Wirkung.

Calendulaöl

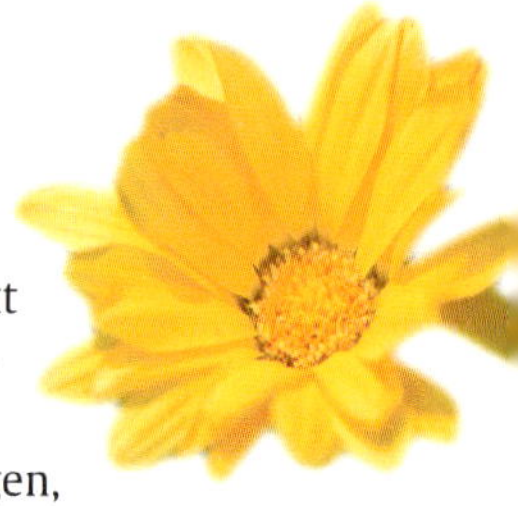

Dieser Auszug aus den Blütenblättern der Ringelblume wirkt entzündungshemmend und regenerierend. Calendulaöl hilft bei rheumatischen Erkrankungen, Durchblutungsstörungen und Hautleiden, beispielsweise bei wunder und trockener Haut. In einem dunklen Glas ist es 1 Jahr haltbar.

Rezept

- Die Blüten werden an einem trockenen, sonnigen Tag gepflückt. Achten Sie dabei auf Verunreinigungen und schon verwelkte Blütenblätter.
- Füllen Sie ein helles Schraubverschlussglas mit den Blütenblättern der Ringelblume und geben Sie so

viel kalt gepresstes Olivenöl dazu, bis die Blätter bedeckt sind.

- Alles kräftig durchschütteln.
- Dieses Glas nun 4 Wochen in der Sonne stehen lassen und dabei immer wieder gut durchschütteln. Gibt es wenige sonnige Tage, dann stellen Sie das Glas an einen hellen, warmen Ort, wo es 6 Wochen stehen bleibt und täglich geschüttelt wird.
- Danach gießen Sie die Mischung durch ein Tuch und pressen es gut aus.
- Füllen Sie nun das kräftiggelbe Öl in braune Flaschen und bewahren Sie diese an einem dunklen Ort auf. So bleibt das Öl bis zur nächsten Ernte haltbar.

Johanniskrautöl

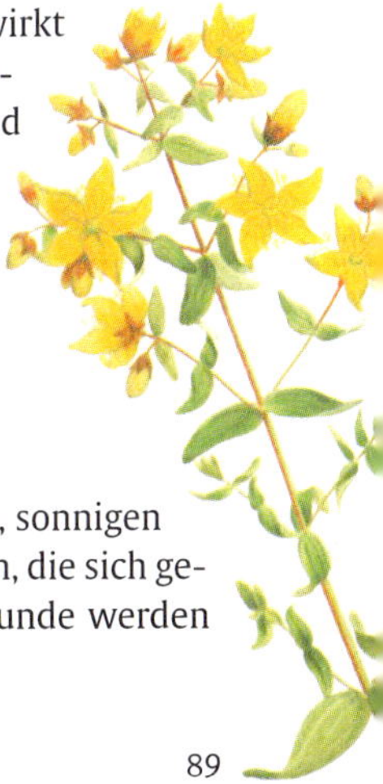

Ein Auszug aus den Johanniskrautblüten wirkt entzündungshemmend und schmerzstillend. Johanniskrautöl wärmt, beruhigt und entkrampft und ist deshalb bei Hexenschuss, Nervenschmerzen, Durchblutungsstörungen und Krämpfen ein gutes Hausmittel. Auch bei Verbrennungen wirkt es heilend.

Rezept

- Die Blüten werden an einem trockenen, sonnigen Tag gepflückt. Am besten sind die Blüten, die sich gerade geöffnet haben. In der Volksheilkunde werden die Blüten am Johannistag (24. Juni) gesammelt. Achten Sie bereits beim Sammeln auf Verunreinigungen und schon verwelkte Blüten.

- Füllen Sie ein helles Schraubverschlussglas mit den Johanniskrautblüten und geben Sie so viel Olivenöl dazu, bis die Blüten bedeckt sind.
- Alles kräftig durchschütteln.
- Dieses Glas nun 4 Wochen in der Sonne stehen lassen und dabei immer wieder gut durchschütteln. Gibt es wenige sonnige Tage, dann stellen Sie das Glas an einen hellen, warmen Ort, wo es 6 Wochen stehen bleibt und täglich geschüttelt wird.
- Danach gießen Sie die Mischung durch ein Tuch und pressen es gut aus.
- Füllen Sie nun das blutrote Öl in braune Flaschen und bewahren Sie diese an einem dunklen Ort auf. So bleibt das Öl bis zur nächsten Ernte haltbar.

Achtung: Johanniskrautöl erhöht die Lichtempfindlichkeit der Haut, deshalb sollten sich insbesondere hellhäutige Personen nach der Anwendung des Öls nicht der prallen Sonne aussetzen.

Calendulasalbe

Auch in Form von Salbe hat die Ringelblume die gleichen positiven Wirkungen wie das Öl, die Salbe ist allerdings nur 3 Monate haltbar.

Rezept

- 150 g frische Blütenblätter werden in 500 g Schmalz 15 Minuten lang unter ständigem Rühren geköchelt. Das Fett sollte dabei nicht zu heiß werden.
- Danach wird die Masse durch ein Tuch gepresst und in braune Schraubverschlussgläser gefüllt.

Hinweis: Sie können Schmalz nehmen, aber nur dann, wenn Sie »das Schwein beim Namen kannten«, also wissen, dass die Tiere natürlich gehalten wurden und dem Futter keine Antibiotika oder Wachstumshormone beigemengt wurden. Ich kaufe den Flom nur bei einem Bauern, von dem ich weiß, dass er seine Schweine auf natürliche Weise hält und ernährt.

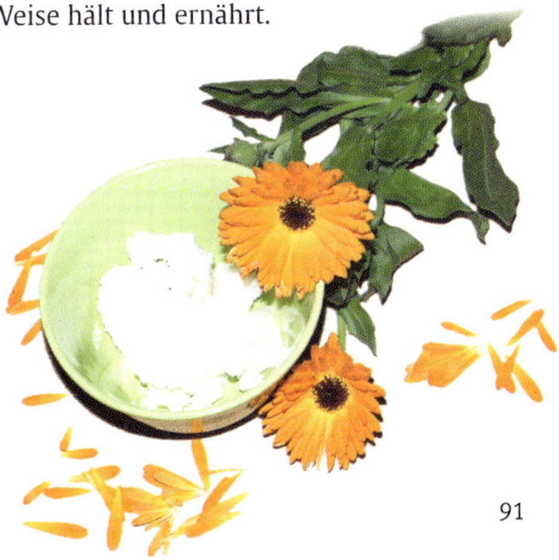

Tannenspitzensirup

Tannenspitzensirup ist gut für den Hals, bei Erkältungen, Husten und Schnupfen. Für seine Herstellung verwenden Sie die frisch ausgetriebenen, noch weichen Seitenzweige von Tannen – die beste Sammelzeit ist ab Anfang Mai. Bitte achten Sie darauf, die Tannenspitzen fernab von Straßen zu pflücken.

Rezept

- 500 g frische Tannenspitzen werden mit so viel Wasser übergossen, bis die Spitzen bedeckt sind.
- 24 Stunden zugedeckt stehen lassen.
- Danach 10 Minuten kräftig kochen, abseihen und durch ein Tuch auspressen.
- Diese Flüssigkeitsmenge mit der gleichen Menge Rohzucker oder Honig zum Kochen bringen und so lange köcheln lassen, bis ein Sirup entsteht.
- Den Sirup in dunkle Flaschen oder Gläser füllen und an einem dunklen Ort aufbewahren.
- Kristallisiert der Sirup mit der Zeit, wird er im Wasserbad wieder flüssig.

Holundersaft

Der Saft aus den Holunderbeeren ist reich an Vitamin C. Er wärmt, hilft bei Erkältungskrankheiten und stärkt die Abwehr.

- Die Holunderbeeren werden im Sommer gepflückt, gewaschen und entsaftet.
- Füllen Sie den Saft in braune Flaschen und sterilisieren Sie diese bei 70 °C – so bleibt der Saft lange haltbar und Sie haben einen guten Wintervorrat.

Hinweis: Pflücken Sie die Holunderbeeren fernab von Straßen, Sie finden den Strauch im Wald und an Feldrändern.

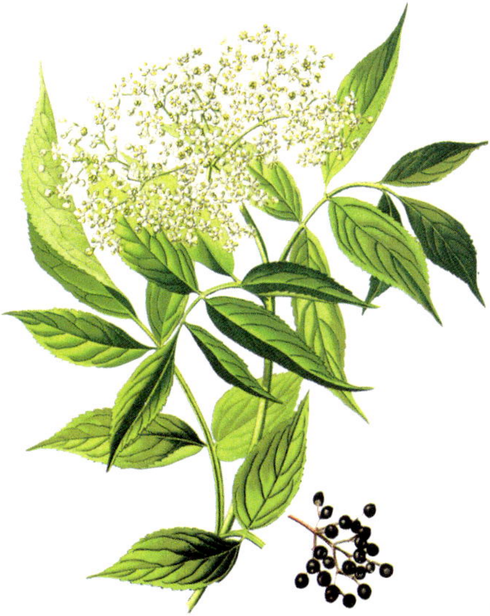

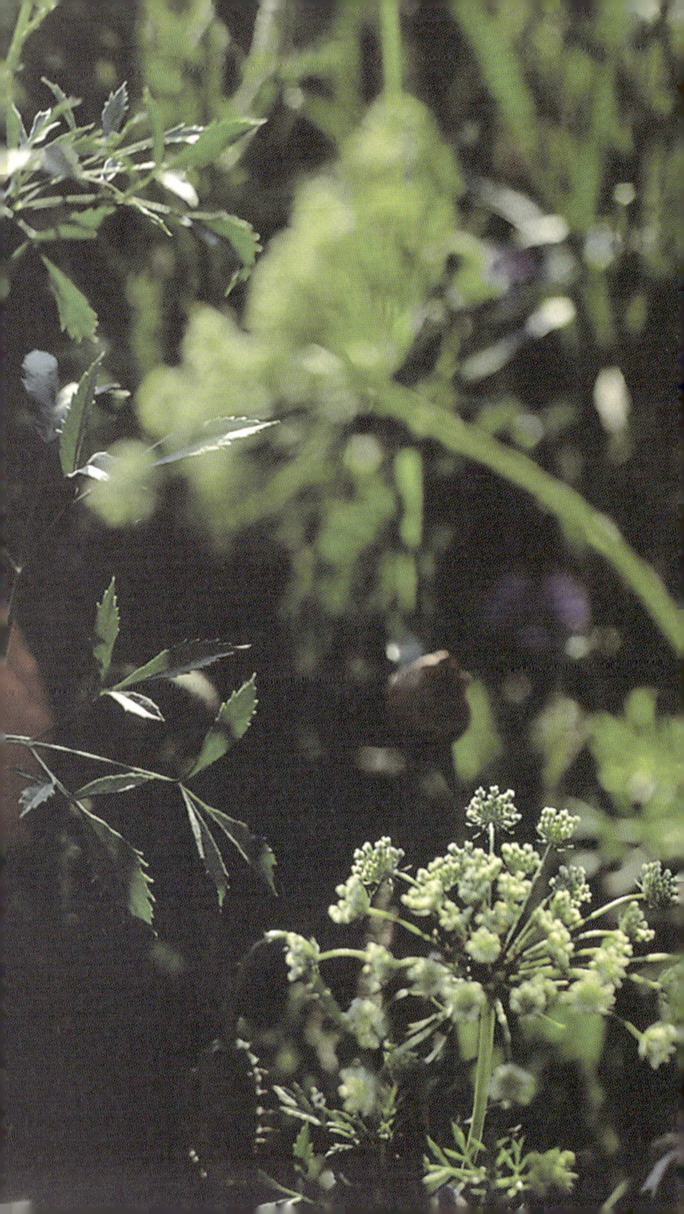

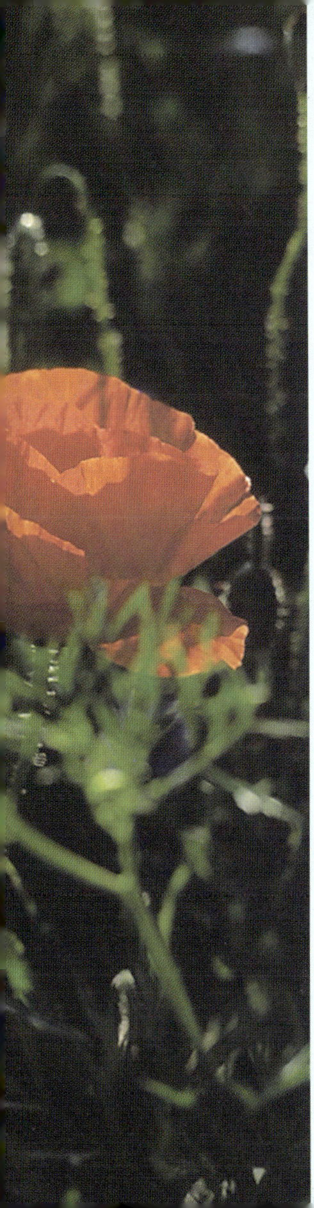

Kleines Kräuter-ABC

Viele der in den Hausmitteln verwendeten Pflanzen wachsen im Garten oder auch einfach am Wegesrand. Welche wertvollen Inhaltsstoffe diese manchmal ganz unscheinbaren Pflanzen haben und wie die Kräuter richtig getrocknet und gelagert werden, erfahren Sie in diesem Kapitel.

Der eigene Kräutergarten

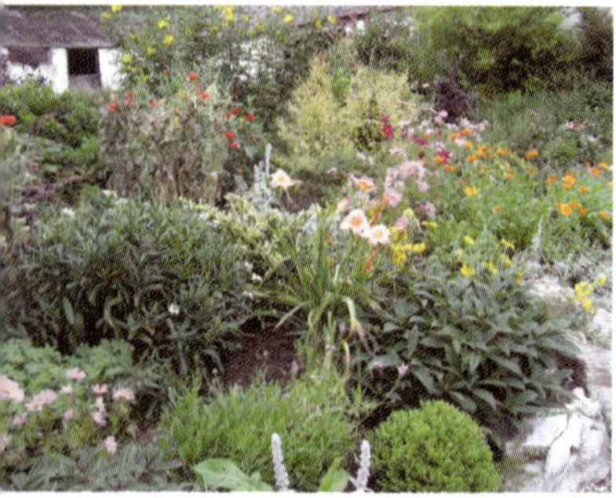

Das Anlegen eines Kräutergartens – und mag er noch so klein sein – schafft einen Bereich voller Düfte und Farben und versorgt uns das ganze Jahr mit Kräutern für die Küche und unsere eigene Apotheke.

Haben Sie keinen Garten, so lässt sich manches Kraut auch auf dem Balkon in einem Blumentopf halten. Beispielsweise können Sie Kartoffeln im Eimer ziehen – ein Spaß für Ihre Kinder.

Doch auch ohne Garten und Blumentöpfe müssen Sie auf Blüten nicht verzichten: Auf den Blumenfeldern zum Selbstpflücken finden Sie unter anderem Ringelblumen, Johanniskraut und Lavendel.

Standort und Auswahl der Kräuter

Wählen Sie einen sonnigen, geschützten Teil Ihres Gartens für den Kräuteranbau. Der Boden sollte gut wasserdurchlässig sein. Lehmboden beispielsweise macht das Aufziehen der Kräuter fast unmöglich.

Hinweis: Sollte Ihr Haus auf einem ehemaligen Industriegebiet erbaut sein, dann verzichten Sie lieber ganz auf den Anbau. Solche Böden sind meist mit Altlasten verseucht.

Ideal sind alle heimischen Pflanzen. Sie sind an unser Klima gewöhnt und bieten den Insekten reichlich Nahrung. Pflanzen aus dem Mittelmeerraum (beispielsweise Lavendel) brauchen einen frostgeschützten Standort.

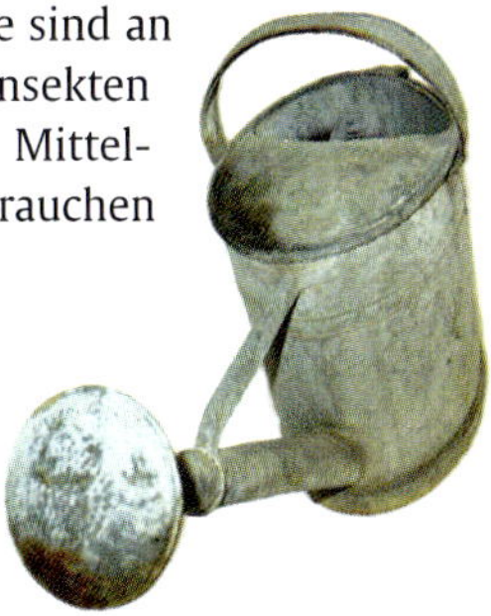

Pflege des Kräutergartens

Ich weiß, der eine oder andere von Ihnen wird schmunzeln, wenn ich sage: »Reden Sie mit Ihren Pflanzen«. Was ich meine: Lassen Sie sich ein auf die Pflanze und sorgen Sie dafür, dass es ihr gut geht – denn Pflege heißt »sich kümmern«.

Damit Ihre Pflanzen gedeihen können, entfernen Sie alle so genannten Unkräuter. Diese nehmen Ihren Kräutern zu viele Nährstoffe weg oder können sie regelrecht ersticken, wie beispielsweise die Ackerwinde.

Ist Ihr Boden nährstoffarm, müssen Sie düngen. Ich nehme für meinen Garten getrockneten Kuhdung, den ich an Regentagen verteile. Getrockneter Kuhdung ist über den Gartenversand zu beziehen.

Mit dem Pflücken der Kräuter fördere ich ihr Wachstum und stärke sie. Stauden werden häufig geschnitten. Das wirkt ebenfalls anregend auf ihr Wachstum, und Schädlinge werden auf diese Weise in Schach gehalten.

Schädlinge

Krankheiten bei den Kräutern können Sie vorbeugen, wenn Sie die Eigenschaften anderer Pflanzen nutzen.

Läuse: Ideal zur Vorbeugung gegen Läusebefall eignet sich Weihrauch, eine stark riechende Pflanze, die lange Rispen bildet. Diese Rispen kann ich um meine zu schützende Pflanze winden. Das hilft auch, wenn die Pflanze schon befallen ist.

Hinweis: Seifenwasser wird oft als Hilfsmittel gegen Läuse genannt; ich halte nicht soviel davon. Die Seife bildet einen dünnen Film auf den Blättern, der dort verbleibt. Das bedeutet, dass ich nach der Ernte die Pflanze gründlich abwaschen muss. Zudem wird so das Sonnenlicht verstärkt und die Blätter können verbrennen.

Schnecken sind ja wahre Überlebenskünstler und eine Plage dazu. Alle mir bekannten Methoden, sie loszuwerden, empfinde ich als grausam und sind für mich nicht akzeptabel. Ich stecke zwischen jede Pflanze im Frühjahr eine Knoblauchzehe in den Boden. Ist das Knoblauchgrün an der Oberfläche, bereichert es zudem meine Küche. Hilfe bringt aber auch Kaffee. Kochen Sie am Morgen einige Tassen mehr und gießen Sie damit Ihren Kräutergarten.

Wühlmäuse vertreibt man wie Schnecken ebenfalls mit Knoblauch.

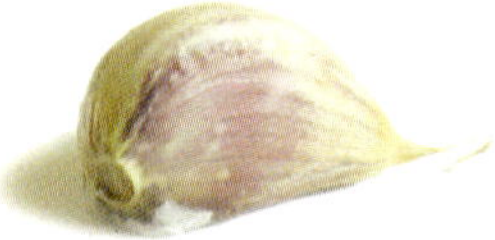

Sammeln, Trocknen und Lagern der Kräuter

Wenn Sie die Kräuter trocknen wollen, sollten Sie sie an trockenen, sonnigen Tagen sammeln.

Nachdem Sie alle Verunreinigungen und welken Blätter entfernt haben, breiten Sie sie auf einem Baumwoll- oder Seidentuch locker aus und lassen sie an einem trockenen, luftigen Ort im Garten oder Haus trocknen. Ebenso trocknet man Samen. Staudengewächse kann man auch bündeln und zum Trocknen aufhängen.

Wenden Sie die Blätter öfter, damit es zu keinem Pilzbefall kommt.

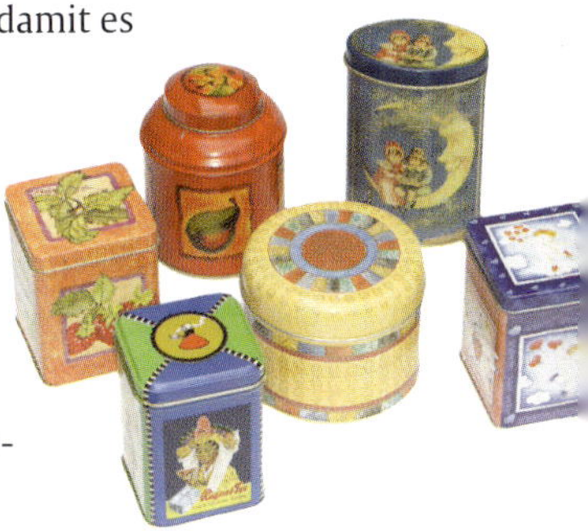

Hinweis: Kräuter werden bei einer Maximaltemperatur von 37 °C getrocknet. Lassen Sie die Kräuter daher nur an der Luft trocknen. Der Backofen eignet sich nicht dazu, da hier die Temperatur schnell zu hoch wird.

Sind die Kräuter trocken, bewahren Sie sie in dunklen Schraubverschlussgläsern oder gut schließenden Blechdosen auf. So bleiben sie bis zur nächsten Ernte haltbar und verlieren ihre Wirkung nicht.

Hinweis: Zur Aufbewahrung eignen sich keine Gefäße aus Plastik oder Aluminium. Sie zerstören die ätherischen Inhaltsstoffe.

Kräuter aus dem Laden und vom Wegesrand

Kräuter aus der Apotheke sind qualitativ die besten, da sie dem Arzneimittelgesetz unterliegen und hohe Anforderungen erfüllen müssen, beispielsweise keine Pestizide und Giftstoffe enthalten dürfen.

Aber auch im Kräuterladen und im Versand erhält man einwandfreie Ware. Überprüfen Sie die Qualität. Die Kräuter sollten aromatisch riechen, dürfen ihre Farbe nicht verloren haben und es darf kein Pilzbefall vorliegen. Fragen Sie auch nach dem Anbaugebiet und achten Sie auf die Verpackung (*keine* Plastiktüte!).

Hinweis: Teebeutel haben keine medizinische Wirkung mehr, da hier der Krautanteil oft hoch und es nicht sicher ist, ob tatsächlich die Pflanzenart mit der heilenden Wirkung in den Beutel gekommen ist.

Viele Heilkräuter finden Sie im Sommer auch am Wegesrand, auf Wiesen oder im Wald. Sammeln Sie diese jedoch nicht am Rand von dicht befahrenen Straßen. Beim Trocknen verfahren Sie wie auf Seite 99 beschrieben.

✚ **Achtung:** Kräuter und Beeren in Bodennähe stehen lassen! Der Fuchs, womöglich mit Fuchsbandwurm infiziert, ist vorbeigekommen oder ein Hund hat sein Bein gehoben. Darum ernten Sie nur ab Kniehöhe. Sammeln Sie auch keine Kräuter in der Nähe von Flughäfen: Vor der Landung müssen die Flugzeuge ihr Kerosin ablassen, das die Pflanzen verschmutzt.

Pflanzen und ihre heilende Wirkung

Achtung: Alle Kräuter mit heilender Wirkung sind Arzneimittel und sollten daher nicht ohne Grund angewendet werden. Deshalb eignen sich beispielsweise Pfefferminze, Fenchel und Kamille auch nicht als Frühstückstees!

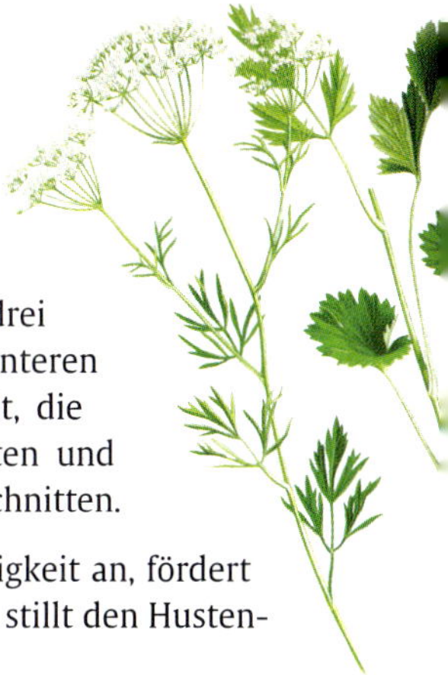

Anis (Pimpinella anisum)

- Einjährig
- Merkmale: Anis kann 50–70 cm hoch werden. Auffällig sind die drei verschiedenen Blattformen: Die unteren Blätter sind rundlich und gestielt, die mittleren dreilappig eingeschnitten und die oberen schmal und tief eingeschnitten.
- Eigenschaften: Regt die Gallentätigkeit an, fördert die Verdauung, ist schleimlösend, stillt den Hustenreiz und fördert den Milchfluss.
- Standort: Sonnige Plätze, im Garten
- Ernte: Wenn sich die Samen bräunlich färben

Im Hochsommer erscheinen die weißen Blütendolden, aus denen die bräunlichen, süßlich schmeckenden Samen heranreifen. Diese enthalten ein hohes Maß an ätherischem Öl, daneben fettes Öl, Eiweiß und Zucker.

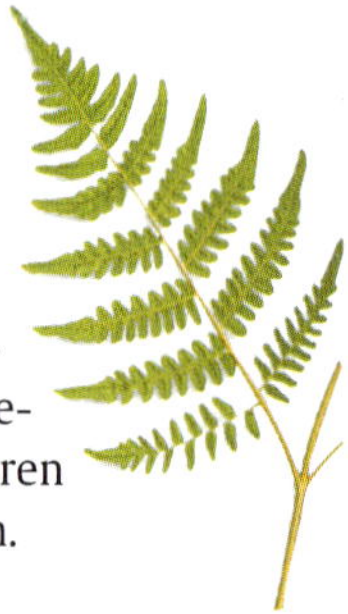

Farn

- Mehrjährig
- Merkmale: Bis zu 1 m hohe Pflanze mit parallel nebeneinander liegenden schmalen Blättern, auf deren Unterseite die Samensporen liegen.
- Eigenschaften: Entkrampfend
- Standort: Schattig, im Wald und im Garten
- Ernte: Vom Frühjahr bis zum Herbst

Fenchel (Foeniculum vulgare)

- Mehrjährig
- Merkmale: Fenchel ist ebenso wie Anis eine aromatisch duftende Pflanze mit dunkelgrünen, stark gefiederten, fadenförmigen Blättern. Sie trägt eine gelbe Doldenblüte und kleine eiförmige, gerippte Samen. Die Pflanze wird bis zu 1,5 m hoch.
- Eigenschaften: Wirkt beruhigend bei schmerzhaften Magen-Darm-Beschwerden
- Standort: Sonnige Plätze, im Garten
- Ernte: Im Spätsommer

✚ **Achtung:** Der Samen ist potenziell giftig. Die empfohlene Dosis darf nicht überschritten werden! Fenchelöl, das bei Blähungen häufig zur Bauchmassage genommen wird, kann allergische Reaktionen hervorrufen.

Holunder (Sambucus nigra)

- Mehrjährig
- Merkmale: Hoch wachsender Busch, der im April und Mai herrlich weiße Blütendolden trägt und angenehm duftet.
- Eigenschaften: Schweiß und Harn treibend, entzündungshemmend, wärmend
- Standort: Wälder, Hecken, Brachland, Garten
- Ernte: Im Sommer, wenn die Beeren dunkelrot sind

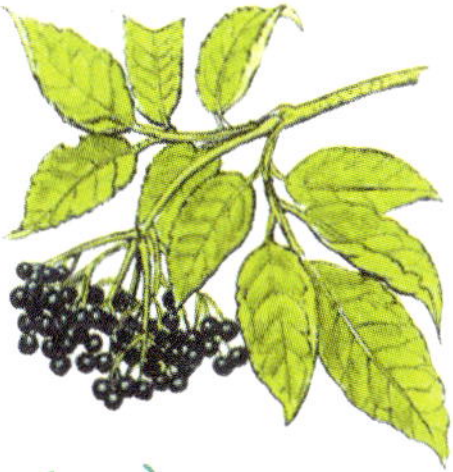

Johanniskraut (Hypericum perforatum)

- Einjährig
- Merkmale: Reich verzweigte Staude, die bis zu 1 m hoch werden kann. Wunderschön sind die goldgelb leuchtenden Blüten. Wenn Sie ein Blatt gegen das Licht halten, sieht es auf der Rückseite aus, als sei es perforiert. Wenn Sie es zwischen den Fingern zerreiben, löst sich roter Pflanzensaft, der aussieht wie Blut.
- Eigenschaften: Äußerlich als Öl oder Salbe angewandt, unterstützt es die Wundheilung und führt zu einer Gerbung der Haut; innerlich (Kraut als Tee): Beruhigung des Nervensystems, Aufhellung der Stimmung.
- Standort: Sonnige Plätze, Garten, Brachland

- Ernte: Wenn sich die Blüten geöffnet haben; bevorzugt am Johannistag, dem 24. Juni.

Hinweis: Johanniskraut macht die Haut lichtempfindlicher, es kann zu Hautreizungen kommen.

Kamille, echte (Matricaria recutita)

- Einjährig
- Merkmale: Die Kamille wächst buschig verzweigt und wird 20–50 cm hoch. Auf den ersten Blick sieht die echte Kamille unordentlich zerrupft aus. Teilen Sie den Blütenkopf, so ist er hohl. Sie ist nicht leicht zu finden, darum merken Sie sich ihren Standort gut. Die gemeine Kamille (Matricaria chamomilla) dagegen sieht ordentlich und wunderschön aus. Der Blütenkopf ist gefüllt, hat aber keine heilende Wirkung.
- Eigenschaften: Antibakteriell, entzündungshemmend, abschwellend, austrocknend
- Standort: Sonnige Plätze, Feldränder, Wiesen, Garten
- Ernte: Sommer

Achtung: Äußerliche Anwendung kann zu allergischen Reaktionen führen. Innerlich sollte die Kamille nicht länger als 3 Wochen lang eingenommen werden (maximal 3 Tassen am Tag), da es sonst zu einem Magengeschwür kommen kann, denn Kamille reduziert den Magensaft. Daher eignet sich Kamillentee auch nicht als Frühstückstee!

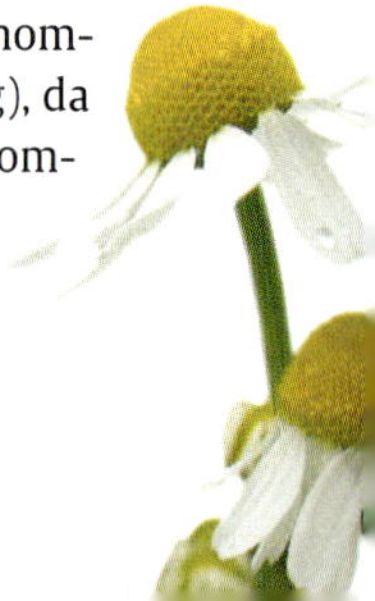

Kartoffel (Solanum tuberosum)

- Einjährig
- Die Kartoffel ist über dem Erdboden eine dunkelgrüne krautige Pflanze, die je nach Sorte blau oder weiß blüht.
- Eigenschaften: Entspannend, entkrampfend, Schmerz lindernd, Schleim lösend
- Standort: Sonnige Plätze
- Ernte: Im Frühsommer bis Spätsommer

Knoblauch (Allium sativum)

- Einjährig
- Merkmale: Diese Zwiebelpflanze bildet um die Hauptzwiebel zahlreiche Zehen. Im Hochsommer erscheint dann der 1 m hohe Blütenstängel.
- Eigenschaften: Desinfizierend, senkt den Blutdruck und den Cholesterinspiegel, hilft bei Hautleiden, hat eine antibiotische Wirkung.
- Standort: Sonnige Plätze
- Ernte: Ab Hochsommer, wenn das Grün eingetrocknet und vergilbt ist.

Hinweis: Wegen der blutverdünnenden Wirkung des Knoblauchs sollten Schwangere nicht mehr als 2–3 Zehen am Tag zu sich nehmen.

Kümmel (Carum carvi)

- Zweijährig
- Merkmale: Der Kümmel bildet im ersten Jahr eine Blattrosette mit zart gefiederten Blättern, aus der im folgenden Frühjahr bis zu 1 m hohe Blütenstände austreiben. Aus den großen Dolden mit den weißen Einzelblüten reift der Samen heran.
- Eigenschaften: Wirkt beruhigend auf den Magen und regt den Appetit an
- Standort: Sonnige, warme Plätze
- Ernte: Im nächsten Sommer, sobald sich die Blüten bräunlich färben

Hinweis: Regelmäßiger Verzehr kann zu Magen-Darm-Reizungen führen.

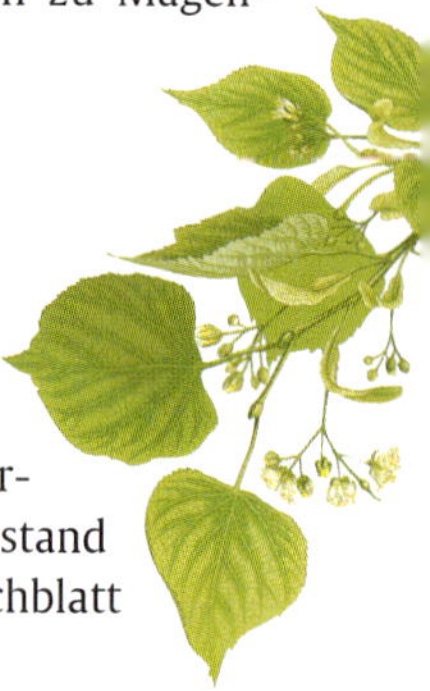

Lindenblüten

- Mehrjährig
- Merkmale: Die Linde ist ein bis zu 30 m hoher Laubbaum mit herzförmigen Blättern und einem Blütenstand mit langem, flügelähnlichem Hochblatt und mehreren hellgelben Blüten.
- Eigenschaften: Krampf lösend, Schweiß treibend, beruhigend, Fieber senkend, abschwellend, senkt den Blutdruck, lindert Juckreiz.
- Ernte der Blüten: Mai bis Juni

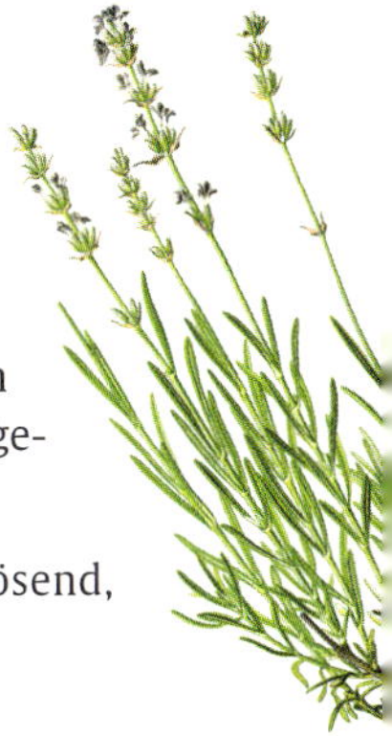

Lavendel (Lavandula angustifolia)

- Mehrjährig
- Merkmale: 40–60 cm hoher Halbstrauch mit schmalen, silbergrau behaarten, aromatischen Blättern. Im Sommer erscheinen die duftenden violetten Blüten an langen gestielten Ähren.
- Eigenschaften: Beruhigend, Krampf lösend, vertreibt Insekten
- Standort: Sonnige Plätze
- Ernte: Ab Juli

Die Überwinterung ist in unseren Breiten an geschützten Standorten im Garten möglich.

Pfefferminze (Mentha piperita)

- Mehrjährig
- Merkmale: Widerstandsfähige Staude, die bis 80 cm hoch werden kann. An den Spitzen längliche, gezahnte Blätter, die an Brennnessel erinnert. Blätter und Stängel sind in der Regel dunkelgrün, sie können sich aber leicht rötlich färben. Im Sommer bilden sich rosa bis violette Blütenähren. Pfefferminze erkennen Sie am typischen frischen Duft, wenn Sie die Blätter zerreiben.
- Eigenschaften: Innerlich: Krampf lösend, beruhigend; Inhalation: Schleim lösend.

- Standort: Sonnige bis halbschattige Plätze, beispielsweise auf Weiden
- Ernte: Frische Blätter können während der ganzen Saison gepflückt werden. Zum Trocknen die Triebe *vor* der Blütezeit abschneiden.

Hinweis: Für Kinder unter 5 Jahren ist Pfefferminze nicht geeignet, es kann durch den hohen Mentholgehalt zu Atembeschwerden kommen.

Ringelblume (Calendula officinalis)

- Einjährig
- Merkmale: 50 cm hohe Pflanze mit flaumig behaartem Stängel und Blatt. Sie blüht den ganzen Sommer über mit großen, leuchtend gelben bis orangefarbenen, doppelt oder einfach gefüllten Blüten.
- Eigenschaften: Wundheilung, heilt geschädigte und trockene Haut
- Standort: Sonnige bis halbschattige Plätze, im Garten

Hinweis: Alle Kräuter mit heilender Wirkung – also auch die Ringelblume – sind Arzneimittel und sollten daher nicht ohne Grund angewendet werden.

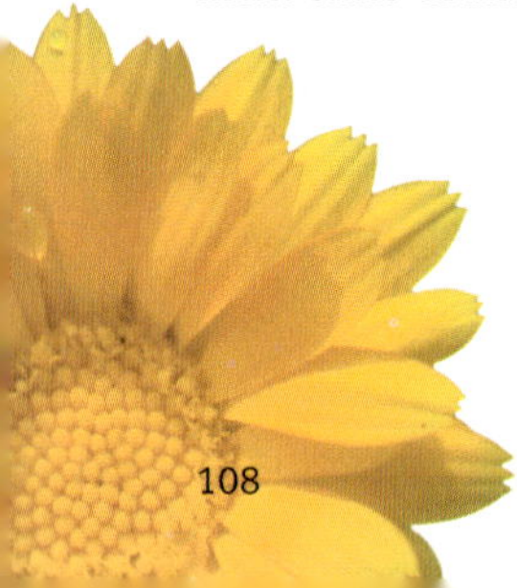

Salbei (Salvia officinalis)

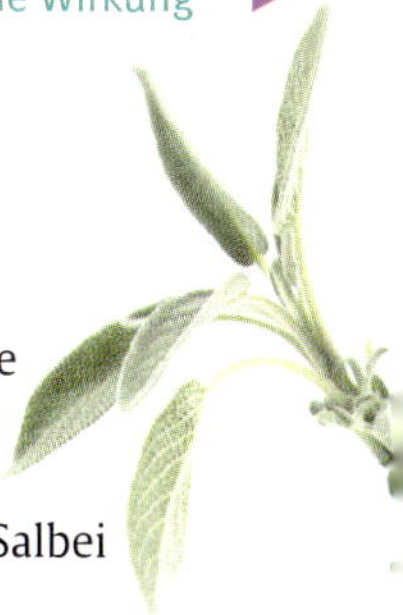

- Mehrjährig
- Merkmale: Immergrüne, leicht verholzende Halbstaude, die bis zu 60 cm hoch werden kann. Die Blätter sind länglich, graugrün und samtig behaart. Im Sommer trägt der Salbei violette Blütenähren.
- Eigenschaften: Regt die Gallentätigkeit an, ist antiseptisch, desinfizierend, fördert die Wundheilung; ideal zum Abstillen.
- Standort: Sonnige Plätze
- Ernte: Junge Blätter können bis zum Herbst gepflückt werden. Zum Trocknen die Triebe *vor* der Blütezeit abschneiden.

Hinweis: Mehr als 2–3 Tassen am Tag haben eine giftige Wirkung. Schwangere sollten den Tee nicht trinken, er entzieht dem Körper Flüssigkeit, also Fruchtwasser.

Schafgarbe (Achillea millefolium)

- Mehrjährig
- Anspruchslose, buschige Staude, die 30–80 cm hoch werden kann. Sie blüht von Juni bis Oktober mit weißen bis rötlichen, schirmförmigen Blütendolden. Das Blattwerk ist filigran und feinzerteilt.

- Eigenschaften: Blut stillend, desinfizierend, Schweiß treibend, Blutdruck und Fieber senkend, entzündungshemmend.
- Standort: Sonnig bis halbschattig, im Garten, an Wegen, Feld- und Wiesenrändern, auf Brachland. Die Schafgarbe kommt in unseren Breiten sehr häufig vor.
- Ernte: Blühende, nicht verholzte Triebe werden bis kurz über dem Boden abgeschnitten und zum Trocknen aufgehängt.

Hinweis: Schafgarbe macht die Haut empfindlicher gegen Sonnenlicht.

Spitzwegerich (Plantago lanceolata)

- Mehrjährig
- Merkmale: Etwa 25 cm hohe, anspruchslose Pflanze mit breiten, fünfadrigen Blättern und winzigen, gelbgrünlichen Blütenähren.
- Eigenschaften: Bei äußerlicher Anwendung blutungsstillend, regeneriert verletztes Gewebe, hilft bei Prellungen und Knochenbrüchen; innerlich: Harn treibend, Auswurf fördernd.
- Standort: Spitzwegerich wächst überall – am Wegesrand, zwischen Steinplatten, vor Ihrer Haustür.
- Ernte: Vom Frühjahr bis zum Herbst

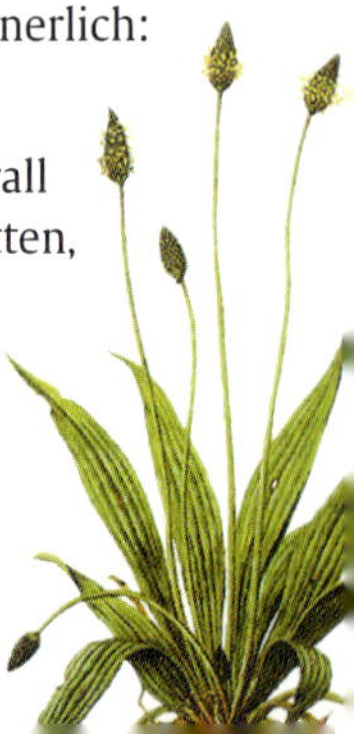

Thymian (Thymus vulgaris)

- Mehrjährig
- Merkmale: 30–40 cm hohe Halbstaude, stark verästelt mit leicht verholzten Zweigen. Die schmalen, festen Blätter sind am Rand etwas eingerollt. Von Juni bis August bilden sich kleine weißliche, rosa- oder lilafarbene Blüten.
- Eigenschaften: Verdauungsfördernd, entblähend, antiseptisch, beruhigend
- Standort: Sonnige Plätze, im Garten
- Ernte: Die Blätter und junge Triebe können von Mai bis November geerntet werden. Zum Trocknen die Triebe *vor* der Blütezeit abschneiden.

Zwiebel (Allium cepa)

- Einjährig
- Merkmale: Bis zu 1 m hohe Pflanze mit hohlen Stängeln und Blättern sowie weißen oder purpurfarbigen Blüten.
- Eigenschaften: Harn treibend, entzündungshemmend, antiseptisch, austrocknend, antibakteriell, wirkt positiv auf Kreislauf, Herz und Arterien.
- Standort: Sonnige Plätze, im Garten
- Ernte: Im August, wenn das Zwiebelgrün schon etwas eingetrocknet ist

Literatur

Chevallier: Das große Lexikon der Heilpflanzen.
Verlag Dorling Kindersley 2001

Rausch, Lotz: Kleines Kräuterlexikon.
Verlag Demont monte 2003

Fink-Heseler: Naturrezepte aus der Hausapotheke.
Verlag Gondrom 1996

Plaesler: Pflege zum Einwickeln.
Verlag G. Fischer 1998

Schnaubelt: Neue Aromatherapie.
Verlag VGS 1995

Treben: Gesundheit aus der Apotheke Gottes.
Verlag Ennsthaler Steyr 2002

Weleda: Kinder natürlich heilen.
Verlag ro ro ro 2003

Überlieferte Mitteilungen

Register

Meine persönlichen Notrufnummern

Giftnotrufzentrale in der Nähe........................

Kinderarzt....................................

Hausarzt.....................................

Kinderkrankenhaus..............................

....

....

....

....

....

....

....

....

....

....

Bibliografische Information der Deutschen Bibliothek
Die Deutsche Bibliothek verzeichnet diese Publikation in der Deutschen Nationalbibliografie; detaillierte bibliografische Daten sind im Internet über http://dnb.ddb.de abrufbar

Programmplanung: Dr. Elvira Weißmann-Orzlowski
Bearbeitung: Sabine Seifert · Satz/Grafik/Lektorat
Abbildungen: Rolf Krämer (S. 24, 26, 27, 30, 42, 50, 56, 59, 62, 67, 71, 91, 99); MEV Verlag, Augsburg; CreativCollection, Freiburg; photoDisc, Seattle; Dynamic Graphics, USA; Corel Stock library, USA
Umschlagfotos: Mauritius
Umschlaggestaltung: Cyclus · Visuelle Kommunikation, Stuttgart
Satz: Sabine Seifert · Satz/Grafik/Lektorat
Druck und Verarbeitung: Druckhaus Beltz, Hemsbach

ISBN 3-8304-2203-2 1 2 3 4 5

UNSER LESER-SERVICE FÜR SIE

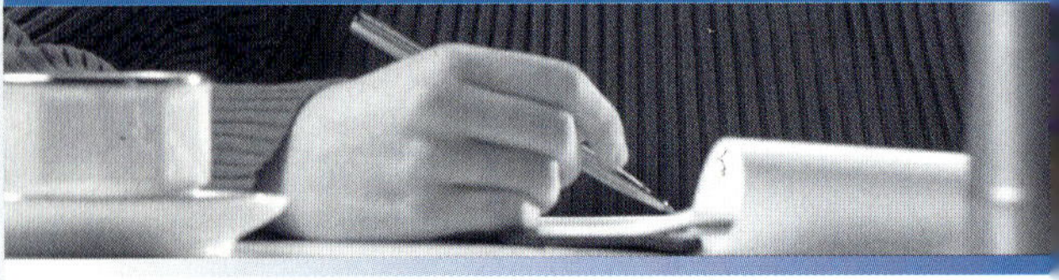

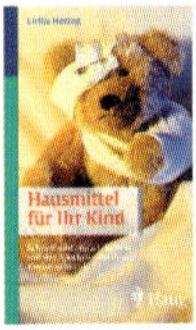

Liebe Leserin, lieber Leser,

wir freuen uns, dass wir Ihnen mit diesem Buch weiterhelfen konnten. Fragen zum Inhalt dieses Buches leiten wir gern an die Autorin oder den Autor weiter.

Auch Anregungen und Fragen zu unserem Programm wie auch Ihre Kritik sind uns herzlich willkommen!

Denn: **Ihre Meinung zählt.**
Deshalb zögern Sie nicht – schreiben Sie uns!

Ihre

Dr. Elvira Weißmann-Orzlowski

- Adresse: Lektorat Haug Verlag
  Postfach 30 05 04
  70445 Stuttgart
- E-Mail Leserservice: heike.bacher@medizinverlage.de
- Fax: 0711-8931-748